チームケア時代を拓く
看護マネジメント力UPマガジン

Nursing
BUSiNESS

2023年秋季増刊

JN025098

目標管理　**ビジョン・戦略**　**組**

\看護管理者のための/

バランス・スコアカード
BSC活用術

見よう見まね・我流から

脱却する！

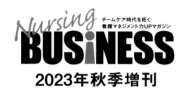

Learning & Growth

Customer

Internal Processes

Financial

編著
株式会社メディフローラ
代表取締役
上村 久子

MC メディカ出版

はじめに

　「BSC（バランス・スコアカード）に関する特集をご依頼したい」。そうご連絡をいただいたのは、季節が暖かくなってきた時期だと記憶しています。月日が経つのは本当に早く、気がつけば秋の気配がする頃に書き上げることになりました（編集の皆さまはじめ多くの方々に本当にご迷惑をお掛けしました）。

　あえて申し上げますと、私はBSCの専門家ではありません。経営戦略や組織づくりのお手伝いすることを専門として、全国の医療機関のみなさまに知識と経験、そして知恵をご提供している中で、そのお客様に応じてBSCの要素を取り入れた支援を行っています。そのため、この本では「正しいBSCの方法」をお伝えするのではなく、「BSCをはじめとした経営マネジメント手法を用いて、正しく組織が機能する方法」をお伝えしようと執筆を決意しました。

　ところが、この原稿を仕上げるのはとても体力・気力が必要でした。私は、どちらかというと筆が早い方だと自負していたのですが、その自信が木っ端みじんになりました。その理由は、BSCは組織運営上とても有用なものであることはすぐに理解できる反面、実際に運用するとなると非常に難しいものだからです。本文でも記載していますが、私はBSCそのものをツールとして有効に活用することが継続してできている組織にほとんど出会ったことがありません。反対に言うと、どのお客様も悩みに悩んでいました。気が付けば、「目標管理に関する私の想いを文章にしたい」、一方で「どうしたらよりみなさまに伝わりやすく、実際の現実的な行動変容につながるのか」と考えながら、文章を書いては消して…と、試行錯誤の執筆になりました。

　「なぜ大切なことだとみんなが思っているのに、実行することが難しいのか」と、組織マネジメントを通じて思われることは多々あると思いますが、BSCをはじめとした目標管理をする仕組みも同じだと思います。例えば、健康な生活は継続することが大切だと分かっているのに、怠惰な生活に流れる自分もいます…。大切さを理解していることと、実行することとはまったく異なるのかもしれませんね。どうすれば人の心と体が自然と動いた方がよい方向に進み出せるのか、そんなことを意識しながら書き綴りました。

　お時間と心に余裕がありましたら！　どうか、読み飛ばさずに最初から目を通していただけると、著者としてとても嬉しいです。

　秋の増刊号ということで、季節の変わり目は体調が揺らぐこともあると思います。どうぞみなさまが心身をご自愛くださることを願いつつ、この本がみなさまの組織のお役に立つことがあれば幸いに存じます。

　最後になりますが、このような機会をいただいた株式会社メディカ出版に心から御礼申し上げます。

2023年9月

株式会社メディフローラ代表取締役　上村　久子

Contents

① **実はしっかりと理解していない人も？**
経営マネジメント手法とはなにか

Column

BSC の他にもある！
目標を管理するさまざまな経営マネジメント手法

② なぜ病院・看護部で BSC が使われるのか

③ 基本から学ぶ BSC の活用方法

編者・執筆者一覧

【編著者】 上村 久子
株式会社メディフローラ 代表取締役 ……………………… はじめに、第1〜4章

【著　者】 藤井 晃子
名古屋大学医学部附属病院 副病院長兼看護部長 ……………………… 5章1

丹羽 美裕紀
香川県立中央病院 副院長兼看護部長 ……………………… 5章2

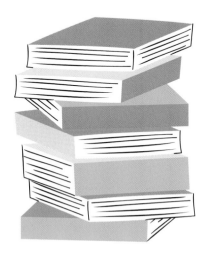

第 1 章

実はしっかりと理解していない人も？
経営マネジメント手法とはなにか

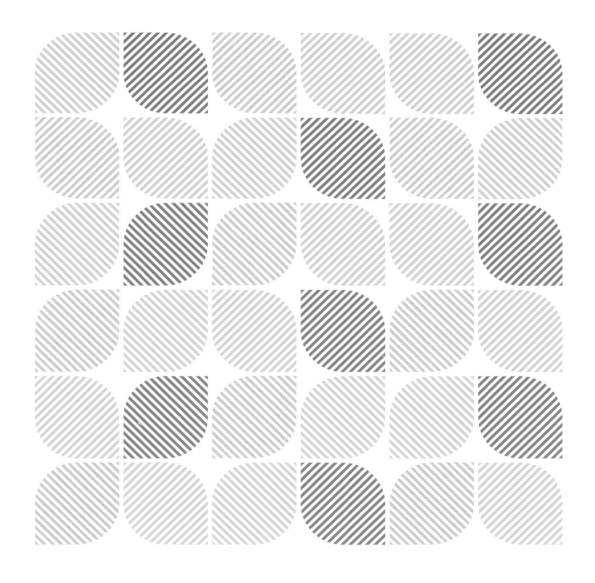

① 実はしっかりと理解していない人も？ 経営マネジメント手法とはなにか

➡ 1.はじめに～本特集の目的

　みなさまの組織ではよりよい姿を目指すために、どのような工夫をされていますか？　看護師と言う、医療のプロフェッショナルとしてよりよくなりたいと目指す気持ちは、経験年数や役職によらず、誰しも持っておられると思います。ですが、よりよくなりたいという気持ちだけでは、日々の業務に追われてしまって改善行動や結果に至りにくいものです。そこで、「よりよくなりたい」といった目標を管理する手法として「MBO（Management by Objectives）：目標による管理」や「KPI（Key Performance Indicator）：重要業績評価指標」、「OKR（Objectives and Key Results）：目標と主要な結果」、そして本特集の主題である「BSC（Balanced Scorecard）」といった戦略的な経営マネジメント手法を用いることで、改善行動をより効率的・効果的に結果につなげるための工夫をしている組織は多いと思います（BSC 以外については後述するコラム（p.28）で簡単に解説します）。

　私は、経営改善コンサルタントとして日本全国の医療機関で「お金づくり（収入）」と「人づくり（キャリア支援や組織活性化等）」の２つの視点から、組織のなりたい姿を実現させるお手伝いをしています。あくまで第三者としての支援なので、24 時間 365 日お客様──クライアントである医療機関──先で「頑張れ！」と励まし続けたり、具体的な指示を出し続けたりすることはできません。そうなるとお客様ご自身で組織をよりよくし続けられるような「仕組み」が必要になります。

　私はこの仕組みとして、経営マネジメントの手法をお客様との約束事として取り入れ、お客様と共に成果を確認し、働く喜び・幸せにつなげています。一方で、このようなマネジメントの効果を公開セミナーや雑誌等でお伝えすると「さまざまなマネジメント手法を取り入れているのだけれども、まったく成果が上がらない」「目標を達成できないために毎年同じ目標を立て続けているので意味がない気がする」と言ったお悩みを聞くことも少なくありません。なぜ同じ手法を取り入れているのに差が出てきてしまうのでしょうか。

　本特集では、このような経営マネジメント手法のなかでも、特に医療機関

（とりわけ看護部門）で活用されることの多い「BSCの活用方法」について「BSCの作成を指示する看護部の管理職側とBSCを作成し運用する現場の管理職側にとって、仕事がより充実すること」を目的として解説していきます。その必要性と意味合いを正しく理解し、自分たちでよりよくなりたい気持ちを後押しする仕組みづくりの実現に向けて、一緒に学んでいきましょう。

2. よりよい組織を目指すための「計画」の立案は当たり前になってきたけど…

　みなさまの病院、看護部の理念は何ですか？　その目指す理念を実現させるためにどのような方法を取っていますか？　多くの組織で理念の実現に向けたさまざまな計画を立てていると思います。組織により「経営計画」や「中長期計画」など、いろいろな名前があると思いますが、よりよい組織の実現に向けた工夫として計画を立案をするという取り組みは確実に広がってきています。

　近年、診療報酬の中で特定の改善計画を立てることが、とある加算算定の要件になっていたり（例えば地域医療体制確保加算は、医師の働き方改革の実現に向けた計画を立てることが要件のひとつになっています）、病院機能評価等の第三者による組織の評価の中で経営計画を確認される機会があったり、経営計画を自院の取り組みとしてホームページ等で公開する等、法人として経営計画を立てることが医療機関にとって当たり前に行う意識が強くなってきたと思います。計画があることで組織が何を目指しているのかが明らかになることは、地域の住民・患者さんにとっての安心や、職員である医療従事者にとっての働く意欲の拠り所となるため、とてもよい動きだと思います。

　しかし、せっかく計画があっても絵に描いた餅では計画の意味がありません。計画に基づいた結果が現れるまでには、日々の業務の中でどのように改善していくかという中長期の積み重ねが大切です（図表1-1）。ところが、「計画はあっても日常的な業務の中で何を行わなければならないか具体的に示されていない」「計画通りに進めるために意識付ける仕組みがないので改善が続かない」と言う具合に、日々の業務に計画が反映されず、実行されていない組織は少なくない印象があります。これではせっかく立てた計画も意味がありません。

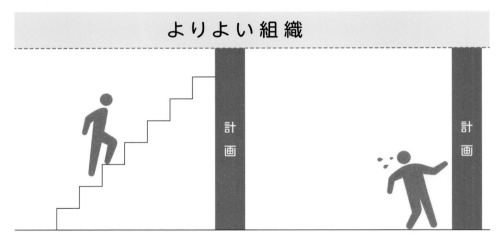

よりよい組織

▲改善を積み重ねていくことで
結果に近づいていく

▲何を行わなければならないか
示されていないため計画の
意味がない

3. 中長期を見据えた計画と日々の業務との関係性を意識しよう

　ここであらためて、計画と日々の業務との関係性について確認しておきましょう。日々の業務は電子カルテの操作方法や感染症対策のルールなど、マニュアル等としてルール化されている組織が多いと思います。マニュアルには毎日行わなければならないことや、職種ごとの仕事のルールが書いてあるので、目の前の仕事をこなしていくには十分な情報です。

　ということは、計画そのものや、BSC をはじめとした計画を実行し結果に導くためのマネジメント手法がなくても、病院として組織が存続し続けることは不可能ではありません。日々の業務に疑問を持たず、淡々と「やるべきこと」という指示に従っていけばいいので、ある意味「楽」なのかもしれません。

　しかし、業務マニュアルが用意されていても、マニュアルはあくまで定型化された「やらなければならないこと」であって、よりよい組織になるための計画という改善行動を促すものではありません。さらに、時代の流れに伴い、必ずしも今あるマニュアルが正解であり続けるとは限りません。そのため、マ

ニュアル化されているものに対して、「これはもっとこういう方法にしたら効率的になるのに」と思ったり、「最新の研究ではこの方法は適切ではないかも」と職員が気が付いた場合、マニュアル化されているものについて改善を呼びかける仕組みがなければ、改善のチャンスは気が付いた個人の正義感や勇気、努力に委ねるしかありません。

　つまり、「今はできていないが将来なりたい組織の姿を目指して取り組むべき内容」はマニュアル化されるものではなく、改善していく努力が必要になるため、意識して取り組まなければ継続されず結果に結びつきにくいのです。

　計画と日々の業務はまったく異なるものではありません。例えば理念が「最新の医療技術を加味して最善の治療を目指す」となっており、計画にも同様の文言があったのであれば、マニュアル等の日々の業務の見直しを行わなければなりません。つまり、年度の初めに経営幹部から計画について提示された際には、ただ話に耳を傾けるだけではなく「日々の業務では何にどのように影響するだろうか」という視点を持つことが必要です。

　残念ながら、計画と日々の業務、そして BSC 等の経営マネジメント手法が別々のもののように扱われている病院は少なくありませんので、特に管理職のみなさまは「それらはすべてつながっている」という意識を持って「この業務は、理念に立ち返るとこういうことを意味する」「この目標に則ると、日々の業務の見直しが必要になる」など、職員のみなさまに声をかけていきましょう。

4. BSC等は理念でも改善計画でも業務マニュアルでもなく、行動するための仕組み

　ありたい姿といった理念やそれに基づいた計画があれば、地域や職員の安心につながりますし、日々のマニュアルがあれば業務は行われます。しかし、実行するための仕組みがなければ結果に結びつきにくいのです。

　BSC 等の経営マネジメント手法は、組織のありたい姿（理念）を実現するための計画について、日々の業務を行いながら実行し続けるための仕組みです。車で例えるならば、目的地が分かっていて車の運転方法が分かっていても、「そこに行きたい」という行動への前向きな気持ちが伴わなければ、目的地にたどり着くことは辛く厳しい「やらなければならない作業」となり、実現

しにくくなります。行きたい気持ちがあれば、目的地にたどり着くまでの道のりも楽しみやすくなるため前進しやすくなり、たどり着いた時の喜びはより大きくなることで、「楽しかったから、またどこかに行きたい」と前向きな気持ちで次の目的地を考えやすくなります。

　つまり、組織に敷衍して考えると、理念・計画（目的地）と業務マニュアル（運転方法）があることは大前提として、それらの実現のために行動したい気持ちを維持し続ける仕組みとなるものが、経営マネジメント手法なのです（図表1-2）。

図表1-2 経営マネジメント手法は行動し続けるための仕組み

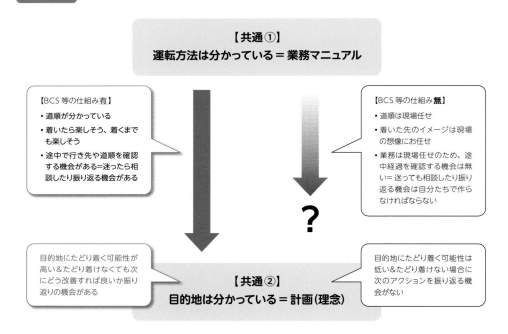

ところが、BSC等の経営マネジメント手法の認識を誤っていると、それらが正しく機能しなくなります。それは経営マネジメント手法そのものを「やらなければならないこと」、すなわち単なる日々の業務に含めてしまっているケースです。よく「そろそろ目標を立てる期限なのですが面倒で後回しにしています」「目標の振り返りの時期なのですけど、通常業務もあるのに時間がないですよ…」という管理職の声を聞くことがあります。しかし、厳しい言い方

になりますが、「やらなければならないこと」にしているのは自分たちであり、マネジメント手法ではありません。あくまでも、マネジメント手法は自分たちの創意工夫により、自分たちの理想を実現させるために奮い立たせるものである、ということを今一度認識しましょう。

5. 組織論の歴史に見るBSCの必要性〜マニュアルではなく行動するための仕組み

　繰り返しになりますが、経営マネジメント手法を用いなくても日々の業務をそつなくこなすことは不可能ではありません。しかし、経営マネジメント手法があった方がモチベーションが保たれ、目標の実現可能性が高くなることを確認しました。ではもうひとつの側面からその必要性の理解を深めていきましょう。実は、組織論の歴史にも関係しているのです。

　現代における組織論の始まりには諸説ありますが、18世紀の後半に起きたイギリスの産業革命以降の社会的な動きから振り返っていきましょう。

　産業革命により経済が拡大していくにつれて、大きな工場で同じ品質のものを効率的に大量生産することができる組織が求められるようになりました。そこで、いろいろな背景を持つ人が働いている組織で同じ品質の製品を効率的に大量生産するという目的を達成させるためには、作業を細分化し、単純な反復作業にすることがひとつの答えになりました。誰もが同じ結果になるような仕組みは、透明性が高く管理しやすいことを意味します。そうすると作業員が創意工夫をする必要はなく、ただ「作業をこなす」ことが評価されました。経済が成長していったことで商品を作れば作るほど売れた時代ですから、ひたすら大量生産をすることが求められたのです。目指す姿や理念を作業員が理解する必要がなかった時代とも言えます。

　そうした単純な反復作業が評価された時代から、技術の発展と共に価値観の多様化が進み、環境の複雑化と変化の速さが加速してきたのが近代です。とにかく指示されたことをこなせばよい時代から、時代の流れを読んでスピーディーに組織として複雑に対応・進化していくことができる組織が生き残る時代への変化です。

　すなわち、確固としたマニュアルという正解をいたずらに信じて実行するのではなく、組織の目指す理念という価値観を共有して職員を巻き込むことで、

現場レベルで「この組織の理念から考えると何が正解であるか」を常に考えて改善を実行、継続することが必要になってきたということです（図表1-3）。

図表1-3 作業をこなす時代から自分で正解を考える時代に

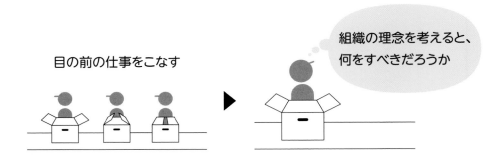

目の前の仕事をこなす

組織の理念を考えると、何をすべきだろうか

　つまり、産業革命時代には誰でも同じような成果が得られるように確実な「正解」があり、単純な反復作業を行うことで評価されてきたところが、時代の流れと共に「（この組織にとっての）正解」を現場レベルで考え、改善し続けることが求められる時代へ進化したことで、BSCのように改善し続ける組織を作る仕組みとなる経営マネジメント手法が必要になってきたのです。特に医療という業界は扱うものが人体であることは変わりませんが、医療知識・技術の進化は目まぐるしく、いろいろな情報が世の中に溢れているため自分たちで正しい情報を取捨選択していく必要があります。高度に複雑化した医療知識・技術、そして変化の激しい近年において組織として判断する難しさを理解すると、経営マネジメント手法が必然となる理由がよく分かるのではないでしょうか。

　ただし、忘れてはならないのは「正解があった時代を生きてきた世代の魂が私たちの中にもある」ということです。本特集で解説していくBSCは1992年に登場しました（詳しくは第2章でお話します）。

　私の感覚では1992年というのははるか昔の話ではなく、今、現場で管理者として活躍しているみなさまも職業人として過ごしてきた時代だと思います。このような経営マネジメント手法の多くは、BSCと同じ時期から近年にかけて多く登場するようになりました。たしかな正解が分かりにくくなってきた世の中ではありますが、たしかな正解があった時代からの変化の歴史を意識しな

ければ、私たちのなかには「本質的にはないはずの正解を追い求めようとする」、または「いたずらに正解だと信じすぎてしまう」ことにより改善が滞るリスクがあるということです。特に、上司である管理職のみなさまが正解をかたくなに信じてしまうことで「こうした方がよいのに」とスタッフレベルの職員が考えていたとしても、上司に意見することができず、組織として進化することを遮ってしまいます。

　こうした陥穽を意識しないと、「正解を追い求め過ぎるマネジメント」になってしまうことは容易に想像できてしまいます。「職種や役職を問わず、自分たちにとっての正解を現場レベルで考え続けるマネジメント」とするために経営マネジメント手法を用いていきたいものです。

6. BSC等は楽しんで取り組むことが難しい？〜あるお客様との出会いからの気づき

　組織の歴史的な変化から、必然的に経営マネジメント手法が登場したことを解説してきました。BSC等を取り入れている医療機関のみなさまに運用状況を伺うと、「必要なことだと思う」という答えが返ってくる一方で、「実際に目に見えて改善したかというとそうでもないように思えて…。正直なところ、かえってBSCがあるために作成時や振り返りの機会に『取り組んでいる』ように見せることができてしまうケースが多いという気がします」という声も多く耳にします。真に期待している目的を達成できているとは言い難い現実があるようです。

　医療機関で働く多くの方には、医療従事者として資格を有する方が多くいらっしゃいます。能力の高い方がたくさん働いておられる組織ですので、「それなりに取り組んでいるように見せる」ことは案外難しいことではないのです。ということは、個人個人の能力が高いことと組織を進化させる能力が高いこととは、必ずしもイコールではないのかもしれません。

　個人であっても組織であっても、よりよくなっていくことは、楽しみや喜びにつながるものです。しかし実際には、BSC等をワクワクするような楽しいものだと感じられない方が少なくないようです。そのため、私は冒頭で「BSCの作成を指示する看護部の管理職側とBSCを作成し運用する現場の管理職側にとって、仕事がより充実すること」を目的として書き進めますと記し

ましたが、この文言に違和感を覚えた方もおられるのではないでしょうか。

　かくいう私も、以前はBSC等の経営マネジメント手法は「やらなければならないこと」というカテゴリーに含めており、面倒だけれどもやらないといけないものと思っていました。組織によっては目標の達成度合いや貢献度により人事考課に反映させているところもあり、「やらなければならない」という気持ちが義務感を超えて強迫観念に近い感覚のある方もおられるかもしれません。義務感、ましてや強迫観念といったフレーズはネガティブな印象を受けるものですから、よりよい行動に結び付きにくいものですので、当然、目標達成の可能性は上がりにくいことを意味します。ところがあるお客様との出会いで、私のこの考えは180度変わることになりました。

【ケース：目標を管理する仕組みを楽しめる組織】

　筆者のお客様である医療機関Aと、そのAで働く小さなお子様がいらっしゃる30代半ばの女性・X医師のお話です。医療機関Aでは筆者の提案によりBSCをアレンジした目標を管理する簡単な仕組みを取り入れていました。

　ある年に、X医師が「出産で仕事から離れていたが医療の現場で働きたい」とAに入職してきました。このAでは当たり前に行ってきた目標管理の仕組みでしたが、X医師にとっては初めての経験だったそうです。X医師は知識として目標を管理する仕組みが世の中にあることを知っていましたが、はじめてこの制度を説明されたときに「なぜこの組織（A）のみなさんは楽しそうに制度を説明するのだろう」と疑問に感じたと言います。

　この仕組みは私とＡで働くみなさまとで考えた仕組みでした。Ａで働くみなさまは、それまでこのような仕組みに取り組んだことはなかったため、無理のない仕組みになるように工夫しました。それは、組織の理念である「ありたい姿」から落とし込んだ目標を個別で設定し、毎月簡単な評価を行って上司がそれに簡単なコメントをするというごくごく単純なものです。運用は紙で行い、評価とコメントは長くても５分以内に終わるような枠の大きさにしました。この振り返りを２か月に１回、私が訪問した際に行うチームビルディング研修の中で行うことで、目標達成を確実にすることを目指していました。

　Ａでは最初、「目標って何だろう？」というところからスタートしました。

筆者「目標とは、将来なりたい姿です」

職員「仕事しなくてよいほどほどお金持ち！」

筆者「本当にそれでよい？　現実的になりたいと思うのですか？」

職員「…何だかんだ言って、お仕事は好きだし、何もやっていない自分は想像できない」

筆者「どんなことをしているときにお仕事は楽しいですか？」

職員「患者さんが喜んでくれた時や自分の名前を憶えていてくれた時」

筆者「素晴らしい！　患者さんの喜びはＡで掲げている理念につながりますね！　もっとお仕事が楽しめるようにするためには何ができるようになるとよいと思いますか？」

職員「（少し考えて）もっと患者さんによりよくなってもらえるよう〇〇の知識があれば…あと患者さんの顔とお名前をしっかり覚えること。そして、自分自身の体調を崩してしまうと患者さんにも悪いから体調管理かな」

筆者「それを目標にしましょう！　具体的には？」

　このような形で「心の奥底では、私たちは何がしたいんだろう」「何をしたいと思えば改善に向けて行動が伴うんだろう」ということを、「組織が目指すもの（理念）」をスタッフのみなさまと確認しながら丁寧に会話を重ねて目標管理の仕組みをお仕事の中に取り入れていきました。この目標はスタッフ全員で共有することもルールとしています。すると、自分で決めた目標に対して行動ができているかどうかを自分で評価することはもちろんのこと、他人から評価を受けることが嬉しいようで、徐々にスタッフの顔色が変わってきたのでした。

　目標は基本的に各自で管理をするルールにしていました。そのため、次によりよくするためにはどうしたらよいかということも、個人個人が考えなければなりません。個人が考えて行動する訓練が自然と生まれたため、やりがいを各自で実感しやすい組織となっていったのでした。

　冒頭でお話したX医師は仕組みがスタートしてから数年後に入職されたのですが、スタッフが生き生きとしている様子に「私も楽しんで自分で決めた目標を達成していきたい！」とより意欲的になりました。今ではご家庭でも小さなお子様を巻き込んでご家庭の目標を管理する仕組みを導入し、ご家族全員で楽しまれているとのことです。

　このケース、どのようにみなさまはお感じになりましたか？　目標を管理する仕組みそのものを単なる業務の一環と思っておられる方からすると「そんな馬鹿な！」と信じられない思いになる方もいらっしゃるかもしれません。私も実体験でなければ信じられなかったと思います。ところが紛れもなく自分のお客様の事例として起こった出来事です。なぜこの組織では、スタッフ全員を巻き込んで目標に向けた改善を楽しむことができたのだと思いますか？

　どんな出来事であったとしても、何かを達成するということは心理的に嬉しいものです。それは個人であっても組織であっても同じはずなのですが、「うちの病院ではBSCを採用しているらしいのですが、どうやって目標を立てていて、その後どうなったのか知りません」というように、そもそもその進捗や達成しているかどうかが分からないという職員の声を聞くことは珍しくありません。師長さんが病棟会などで発表していたとしても、記憶に残っていないことも少なくないようです。

　BSC等の経営マネジメント手法は、あくまでも単なる業務ではなくよりよくなるための仕組みなので、「せっかく病棟会で伝えたのに目標について聞いていない方が悪い！」という「言った」か「言っていない」かということが問題ではなく、そもそも目標に対して職員の意識を向けることができていないこと自体が問題です。

　では、どんなマネジメント手法でも共通の課題となる、職員の意識を目標に向けるために必要な「目標を組織で楽しむ」という要素について、3つに分けて解説していきましょう。

7.目標を組織で楽しむための3つのポイント

▶▶ 楽しむポイント① 目標設定は「本当に望んでいること」かつ「現実的であること」にすることで楽しめる

　目標は、その人やその組織が本当に望んでいることが大前提です。先のケースでは、目標を設定する段階で「本当はどうなりたいの？」という質問を繰り返しています。しかし、ただの願望ではなく現実的に達成可能かどうかという視点がなければ、達成はおろか心理的にも不安定な状態に陥ってしまうことは容易に想像できてしまいます。

例えば、個人で「ダイエットするぞ！」と目標を決めたとします。スリムになれば昔着ることができていたあのワンピースが着られるかもしれない、お化粧など自分を着飾ることがより楽しめるかもしれない等、ダイエットのスタート時点では改善に向けて心が弾む楽しい気持ちがあったとしても、日常に戻ると、その大変さに当時思っていた心が弾んだ気持ちが薄まってしまい、思っていた結果につながらなかったという話はよくあることだと思います。期待が大きい分、達成できないと「絶対に達成できないかもしれない」と希望が持てなくなりネガティブな思考に陥ってしまうこともあります。こういう経験を繰り返してしまうと、「私は目標を設定しても達成できない」「目標は往々にして達成できないものだ」と思い込むことで自分のネガティブな気持ちに整理をつけようとしてしまうことにもなりかねません。

　組織でも同じことが言えます。同じ目標が繰り返されている場合には、その状態が当たり前になってしまい「また目標が達成できないかもしれない」「目標が達成できなくても仕方がない」と無意識に思い込んでしまうものです。もし達成できれば理想的な組織になるという目標であったとしても、その目標が絵に描いた餅になってしまっていては、心から楽しんで取り組むことはできません。

　まずは楽しめる目標にするために、「本当に望んでいること」は大前提として、そうなっている自分たちが想像できるかどうか、すなわち「現実的に達成可能であるか」が重要なのです。

▶ 楽しむポイント②　目標達成までの道のりを「楽しめること」かつ「当事者意識を持てること」で楽しめる

　目標を設定したら、あとは改善を実行し、達成するのみ。目標を設定した時点で楽しめるかどうかが決まるといっても過言ではありませんが、その先の道のりを楽しめた方がよりよいことは言うまでもありません。先のケースではこまめに目標達成を確認すること、そしてその確認を職員同士で行うことをルールとしていました。これらは「目標を意識し続ける工夫」であり、「組織として目標達成できるよう職員同士で応援し合える工夫」であることを意味します。

　達成した方がよい目標を目標としたわけですから、当然、目標達成に向けた日々の工夫が必要になります。例えば目標を意識し続ける工夫として、病棟に

目標を掲げている組織も目にしますし、朝礼で唱和している組織もあると思います。意識し続けるという目的が達成できているのであればよいのですが、それが日常の業務に生かされていないのであれば、もう一工夫する必要があると思います。声に出したり目に見えるところに置くだけではなく、例えばカンファレンス等で、「目標について意識ができているかどうか」を数分間でよいので数人で考える時間を作るというのも簡単な工夫のひとつです（図表1-4）。

図表1-4 目標について意識できているか確認する場を作る

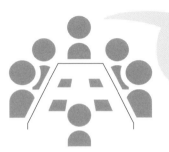

少し時間を取って
目標を意識できているか
考えてみましょう

　また、目標が掲げられていても、当事者意識を持てないと組織としての達成に結びつきませんし、達成できたとしても達成感という楽しみにはつながりにくいものです。お互いに意識し合えるよう、例えば目標達成に向けた個人の努力を中間評価する時間や場所を決めることで、目標達成という意識を高め合えるだけではなく組織としての一体感を構築できるという効果もあります。
　ポイントは、その組織に属する職員に合わせた工夫であることです。みなさまの組織にはどんな職員の方がおられますか？　若い方が多い組織ですと、改善に向けた勢いはよいのですが方向性が間違うことのないよう短いスパンで進捗確認し、軌道修正が必要になると思います。また、変化することに対して慎重な性格の方が集まる組織ならば、変化に伴う心理的な不安に耳を傾けられるよう声を掛けたり、実際に現場で変化を促すことが必要になると思います。もしお一人で自組織に合う工夫を考えることが難しければ、ぜひ組織のみなさまで相談されてはいかがでしょうか。

▶ 楽しむポイント③　目標達成の楽しみを循環させると改善し続ける組織ができる

　BSC等の経営マネジメント手法は、組織が永続的に存在し続けるために必要な仕組みです。ということは、継続させていくことを考えていかねばなりません。私が考える継続させるためのポイントは、「楽しむことを循環させる」ということです。

　目標の振り返りは、経営マネジメント手法を用いている組織ならば必ず行っていると思いますが、どのように行っていますでしょうか？　例えば、所属長である病棟師長のみが文書で振り返りを行い、看護部に提出するという形を取っているところも多いと思います。はたして、これはよいことなのでしょうか？　振り返りの目的を考えてみましょう。振り返りとは、自分たちが努力したことを認め合い、時に慰め、自分たちの組織の力を確認し、求心力を高め合うことであり、次の目標に向けて自分たちの立ち位置を共有することです。

　このような組織全体を巻き込んだ振り返りを行っていると、努力ができる組織であることを喜びあえるため、よい改善の循環が生まれます。所属長のみの視点で振り返りを行っても、多角的な振り返りができないため本当に評価すべきことや改善しなければならないこと等を見逃してしまうことになりかねません。楽しむためには、改善に向けて努力をしてきた組織全体を巻き込むことが必要です。みなさまの組織では振り返りはどのように行っていますか？　「次の目標に向けて頑張ろう！」とスタッフ全員と心をひとつにすることがどれほどできているでしょうか。たくさんの時間を取れなくとも、10分程度のわずかな時間であっても振り返りの時間を持つことをお勧めします。

▶ 8.「やるとよい」ことを実行できる組織が強い組織となる

　ここまで読まれて、至極当たり前のことが列記されていると思われるかもしれません。いろいろな公開セミナーでお伝えしていても「できたらいいよね（でも現実には難しい）」という感想をいただくこともあります。当たり前のことを当たり前に行うことって、本当に難しいのです。

　ただ、当たり前に、よいと言われていることを実直に行っている組織は実際

にあり、そうしたところには「強さ」を感じます。信頼関係で結ばれているため変化に強く、臨機応変な素早い対応ができる組織という意味での強さです。

　図表 1-5 にある「組織と人の成長を考えるフレームワーク」をご覧ください。私は、組織も人も成長するための要素は同じであると考えています。縦軸に重要度を、横軸に緊急性を示しました。緊急性が高く、重要なものは当然取り組まなければなりません。しかし、この緊急性と重要度が高いところ（下図の①）ばかりに意識が向いていては場当たり的な対応になってしまい、成長につながりにくいものです。では成長する強さのある組織はどこに注目しているのでしょうか？　図で示すところの、必ずしも緊急性は高くないが重要度の高いところ（下図の②）にも、しっかり意識を向けられている組織が強い組織となります。たしかに忙しい毎日で②を意識することは難しい点は多いと思います。ただ、①ばかりに意識を向いていては、②に力を入れることができないのもまた事実です。意識をせずに過ごしてしまうと①ばかりをこなそうとしがちです。時に思い切って時間をしっかりとって②に力を入れる勇気が、中長期的な組織の強さにつながると考えます。

　みなさまの組織では①と②、それぞれどれくらいずつ意識が向けられているでしょうか？　ぜひ腰を据えて、じっくりと考えてみていただきたいと思います。

図表 1-5 組織と人の成長を考えるフレームワーク

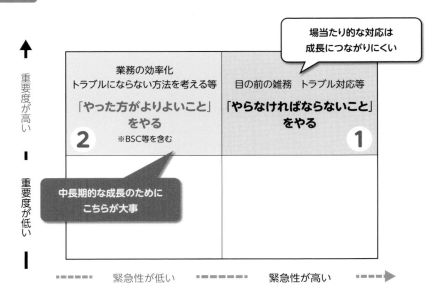

➤ 9.BSC等の仕組みを成功させる鍵は組織の循環にあり

　私は、「目標を管理する仕組みを楽しむことはできないのか」という課題意識を持って、いろいろなお客様と楽しむことに挑戦してきました。これまでに解説してきたとおり、仕組みをどう導入するかという、組織ごとに行ってきた工夫により実際に楽しむことができた組織が多いのですが、次にその成功要素を組織開発の視点から考えていきましょう。

　図表1-6は「ダニエル・キムの成功循環モデル」です。このモデルでは、「どんな組織も同じように循環しているが、よくなる組織と課題のある組織ではスタートが違う」ということを表しています。バッドサイクルになっている課題のある組織では結果の質からスタートすることで悪循環に陥り、グッドサイクルになっているよい組織では関係性の質からスタートすることで良循環となっています。これはまさに、BSC等の経営マネジメント手法の用い方においても同様だと考えます。

　例えば、目標設定を行ったとして、その目標に対して職員それぞれがどのような役割であるかお互いに理解し合っていますか？　目標を達成するには職員がそれぞれの役割において改善行動を起こす必要があるはずですが、お互いの役割が分かっていなければ当然行動が伴いません。つまり、仕事をまっとうする組織において、関係性の質とは単なる「仲よしこよしの状態」ではなく、誰が何の役割を担うのかということもお互いに理解し合うことで尊重し合い話し合える状態かどうか、ということを意味します。楽しんで行うためにも、誰が何の役割を担うことで目標を達成できるのか分かっていることと、困っている人がいたら何の役割について手助けが必要なのかが分かる状態であることは、目標をより達成しやすくなることにつながります。

　目標という結果にだけ重きを置きすぎてしまうと、ただただ責任を押し付けてしまうことになりかねません。組織が上手くいっていない、目標が達成できていない状態に気が付いたならば、今この組織はどこに重きを置いているのかどうかを考えてみることで、改善の糸口が見えるはずです。

図表 1-6　ダニエル・キムの成功循環モデル

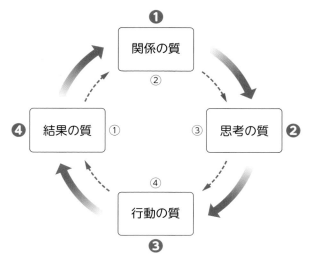

バッドサイクル＝①②③④
グッドサイクル＝❶❷❸❹

1. バッドサイクルでは結果の質に重きを置くため、批判や押し付け、受け身になり失敗を回避し消極的になっていくために行動が伴わず、結果が悪くなる（例：数値のみの押し付け）

2. グッドサイクルは関係の質に重きを置くため、お互いに尊重し対話を行うことで良い気付きやアイデアが生まれ、助け合いが伴う行動を取ることが出来、よい結果に結びつき、さらに関係性が高まる。（例：話し合いができる環境を整える＝役割の明確化を含む）

よりよいサイクルでよい結果を生み出す組織づくりの参考に！

10.よりよい組織作りを意識しながらBSC等を採用しよう

　この章では BSC をはじめとした経営マネジメント手法について、理念や計画そして日々の業務とのつながりを意識すると共に、組織論の歴史から昨今の組織で必要とされてきた背景を読み解き、楽しめる目標管理の仕組みの要素と、最後に組織作りの考え方について解説してきました。次章からは、具体的に BSC の解説と運用方法について解説を進めていきますが、この章で説明した概念である「楽しむこと」を忘れずに読み進めていただけると嬉しいです。BSC を用いることでよりよい組織作りを目指していきましょう。

📁 引用・参考文献

1）DANIEL KIM.WHAT IS YOUR ORGANIZATION'S CORE THEORY OF SUCCESSE? https://thesystemsthinker.com/what-is-your-organizations-core-theory-of-success/

Column
BSCの他にもある！　目標を管理する
さまざまな経営マネジメント手法

　BSC の他にもさまざまな経営マネジメント手法を採用している病院があると思います。病院によっては複数採用しているところもあるようです。それぞれの特徴を押さえて、より効果的な活用を目指しましょう！

　まずは第 1 章で少し触れた 3 つの手法を簡単に解説しましょう。

MBO（Management by Objectives：目標による管理）

　「目標管理」という 4 字熟語が当たり前に使われるようになりましたが、もとは MBO という、経営学者として著名なピーター・ドラッカーが 1954 年に提唱した人材マネジメント手法から来ています。日本では、目標管理制度として運用している組織が多いです。

　MBO の特徴は「職員の主体的な業務への取り組みを促し、評価するための仕組み」であることです。主体的であるということがポイントになるため、組織や上司から言われたことではなく、職員が組織の目標を達成するために自らが貢献できることを目標として設定、行動、評価するという仕組みになります。そのため、自己管理能力・モチベーションの向上が期待できるほか、人事評価にも用いることができるメリットがあります。

　反面、職員の主体性により目標が設定されることから、設定する目標によって評価がしにくくなったり組織の目標とリンクしていないことに気が付かないリスク、そして目標となるものが低すぎたり高すぎたりするリスクが考えられるため、職員がどのような目標を設定しているのか、目標設定の方法などといった MBO を用いるための教育を適切に行うといったフォローアップが必要です。目標を設定し、達成するまでの期間は 1 年間としている病院が多いようです。

KPI（Key Performance Indicator：重要業績評価指標）

　近年、MBO よりも KPI を病院全体の経営数値を改善するために、業務プロセスの改善度合いを測る指標として取り入れている組織が増えている印象を持っています。特に現場レベルまで落とし込んで使うというよりも、管理職が集まる経営会議等で活用されているところが多いです。

KPI は経営的に重要となる指標（具体的な売り上げ数値など）を掲げ、その目標達成に向けて各部門や役割毎に業務プロセスの達成状況を月に1回など定点観測することで、組織が目標を100%達成するまでのパフォーマンスを評価するものです。達成するまでの期間はその改善業務内容により異なりますが、MBO と同様に1年間で達成できるよう設定していることが多いようです。

経営計画から落とし込まれた数値を基に KPI を運用することから、経営改善に向けた数値の管理が行いやすいことが特徴です。注意点は、KPI となる指標を複数設定する等、複雑な設定をしてしまうと不十分な周知になってしまうことで現場の理解が進まず、改善のための行動にムラが生じてしまうリスクがあることです。

OKR（Objectives and Key Results：目標と主要な結果）

KPI から発展して出てきた指標が OKR です。環境変化がより複雑・高度化、そして加速化する中で、より短期的な改善を後押しするフレームワークとして 1970 年代に半導体メーカーであるインテルが採用したことが始まりとされています。

OKR は達成目標と成果を測る指標を設定し、全社員が目標を共有して計画を遂行していくもので、目標設定・進捗確認・評価と言う流れを MBO や KPI よりも高い頻度で行っていくことに特徴があります。そのため、達成までのゴール設定は1か月から3か月くらいと非常に短い期間となっています。また、OKR は組織と職員が高いモチベーションを維持できるよう「容易に達成できない目標を設定する」ことも特徴であり、100%が目標達成のゴールである KPI と異なり、60〜70%の達成率が理想とされています。

その他にも！　いろいろな目標設定の考え方

目標を設定するにあたり、考え方にも手法があります。2つご紹介していきましょう。

①SMART の法則

先に登場したドラッカーが考案した、チームの目標設定におすすめの目標達成の指標です。

Specific（具体的であること）　Measurable（計測できること）
Achievable（達成できること）　Relevant（関連性があること）
Time-bound（期限があること）

②HARD ゴール

リーダーシップ研究の専門家であるマーク・マーフィー氏が提唱した比較的新しい目標設定の手法です。SMART の法則よりも感情的な背景を考慮したい人におすすめです。

Heartfelt（心の底から）⇒本当に求めているものかどうか
Animated（活気がある）⇒モチベーションが上がったり
　　　　　　　　　　　　ワクワクするかどうか
Required（要求する）⇒求められているスキル・能力は何か
Difficult（困難）⇒難しい場面でどう対処する方法があるかどうか

いろいろな経営マネジメント手法をご紹介してきました。今後も新しい手法が世の中に登場してくるものと思います。

私自身は、本質的に組織やそこで働く職員のみなさまが理解しやすく、改善に向けた行動変容につながりやすい方法であればどの手法でも構わないと思います。みなさまはどのような方法を組織に取り入れていきますか？　職員のみなさまといろいろな手法について意見を交わしてみてはいかがでしょうか。

第 2 章

なぜ病院・看護部で BSC が使われるのか

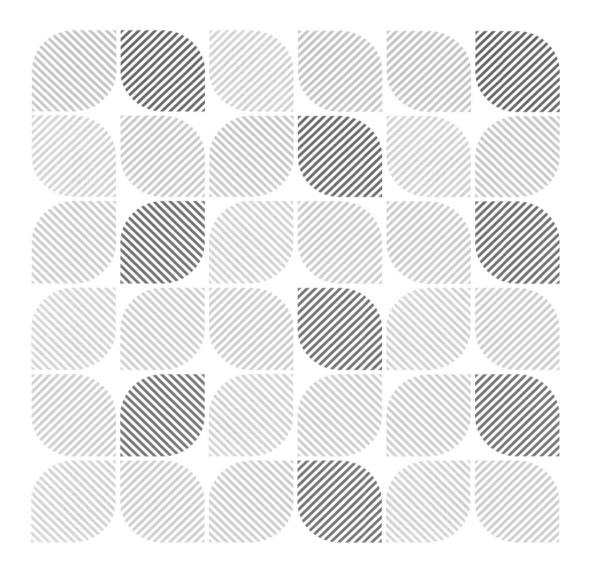

② なぜ病院・看護部で BSCが使われるのか

➡ 1. いろいろな経営マネジメント手法が業態や組織に合わせて活用される時代

　1章でも触れたとおり、近年さまざまな種類の目標を管理する仕組みが紹介されています。そうした歴史的背景には、業種問わず効果的な組織作りを行うためにさまざまな経営マネジメント手法が必要とされ、時代や組織に合わせて変化を遂げながら使用されてきたことがあります。私は勉強熱心な経営者が集う勉強会に参加する機会があるのですが、その活用方法や組織ならではのアイデアが出されることで、より進化を遂げていることを実感しています。

　医療の分野でも、目標を管理することでよりよい組織を作ることを目指す組織は増えてきました。では、医療という専門性が高く特殊な組織ではどのような経営マネジメント手法が合うのでしょうか。

➡ 2. 医療の分野は必ずしも「数値化した目標」との相性がよくはない

▶▶ 医療の質は一定の評価がしにくく、収入は診療報酬に基づくという性質を持つ

　ここで医療という業態の特殊性を考えていきましょう。そもそも医療の現場では、さまざまなエビデンスに基づいて治療というサービスが提供される訳ですが、そのサービスの質を数値で評価するとなると、解釈が困難な場合が多くあります。

　例えば「治癒した人の数」を評価しようとする場合、何をもって治癒とするかは患者や評価する医療者により個人差が大きいことが困難を生み出す要因になります。また、ざっくりと「手術件数」を目標値に挙げたとしても、地域の医療機関、地域住民の特性や自院の専門医数や麻酔医の勤務状況などにより、必ずしも達成に向けた改善行動が結果につながるとも限りません。また、医療は診療報酬制度によりサービス内容やその評価が定められており、基本的に日本全国で統一された収入構造になっています。そのため他業種のように自由に価格設定ができないことから、同じような機能を持つ他の病院よりも突出して収益を上げるといったマネジメントが困難であるという特徴があります。要す

るに、Aを行えば必ずBになるという図式が描きにくいのです（**図表 2-1**）。

図表 2-1 医療では「A ならば B になる」が成立しない

$$A \Rightarrow B$$

A ならば B

個人差、地域特性などにより、
医療では「A ならば B になる」という図式が成立しにくい

▶ 達成可能な目標値の設定が困難

　従って、よく目標を設定するにあたり「具体的に、評価のしやすいものを設定しましょう」と言われますが、上記のとおり、前提として医療は目標を掲げるにしても必ずしも達成可能な目標値を設定するのは非常に困難な業態だといえます。ならば目標設定をしなくてもよいのかというと、医療機関としてよりよい医療を目指していくために一丸となって取り組むためには、どんなものであれ目標はあった方がよいことはいうまでもありません。
　では医療機関に合う「目標」とその「達成の評価」とは何でしょうか。

➔ 3. 医療分野の目標達成には工夫が必要

▶ 大前提となるのは多職種が納得する目標設定

　医療機関であっても、目標という目指すものがあった方が組織はよりよい方向に向かいやすいはずです。しかし、先に述べたとおり医療という業態の特徴があるため、目標設定には工夫が必要です。ではどのような視点で工夫をしていけばよいのでしょうか。

まずは組織の構成員を考えてみましょう。言うまでもなく、医療機関は看護師をはじめ医師や薬剤師、リハビリセラピストなど国家資格を持つ専門職者の集まりです。いろいろな専門知識・技術を持つ人たちが協力して患者・家族や地域住民などにサービスを提供し、組織を永続的に運営するために日夜励んでいます。専門職による立場が違うため、例えば医師は患者の疾患を治すことに、看護師は患者の日常生活に、そしてリハビリセラピストは可動域など体の動きに意識が向きがちです。すると、それぞれの視点で目標値を考えてしまうとまとまりがつかなくなるということが生じます。治療を追求したい医師の立場と治療よりも家で残りの人生を有意義に過ごせるように促した方がよいと考える看護師では、患者・家族への声掛けやケアの方向性が異なるといった具合です。

　この点が、専門職という立場が異なるプロが集まる組織の難しさとなります。そこで考えたいのは、どの職種でも全員が納得するであろう「患者・家族にとってどういう状態がよりよいのかを常に意識し続ける」ということだと思います（図表2-2）。患者・家族にとってよりよい医療が提供できる医療機関であるためには、病院の経営状態がよくないといけないですし、当然、医療の質も併せて向上させていかなければなりません。この多角的な視点で考えた目指すべき組織のビジョンや戦略を、多職種で納得感のあるものにすることが、目的設定を行う大前提となることが重要です。

図表 2-2 多職種の納得が大切

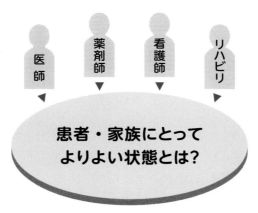

多職種が納得できる多角的な視点で考えたビジョン・戦略が大前提

▶ プロセスを評価できる目標とする

　そして、目標とするものは結果である数値だけではなく、そのプロセスについても評価できることが医療という特殊性から望ましいものになるはずです。最高の医療を提供したとしても、患者の個人差による治療結果の違いは当然起こり得るものであり、誰もが望むような結果に必ずなるということは考えにくいものです。そうなると、結果がよりよいものになるようにエビデンスに基づいたプロセスを提供できているかどうかが結果よりも重視されるはずです。

　目標を設定するにあたり、最終的な結果ももちろん大切ではありますが、それと同等かそれ以上にプロセスをしっかり評価する（**図表 2-3**）ということが、医療従事者としてのモチベーションを維持・向上させるためにも必要な視点だと考えます。

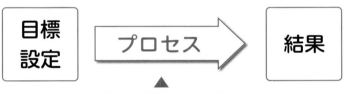

図表 2-3　プロセスを評価できる目標とする

この部分を評価できるよう設定する

➔ 4.BSCとは？

▶ 消費者が取捨選択をする時代の経営戦略

　さて、ご承知のとおり、医療の現場（特に看護）では BSC が取り入れられていることが多くあります。その理由はなぜでしょう？　その理由を探る前に、まずは BSC とは何か、というところを押さえておきましょう。

　BSC（Balanced Scorecard：バランス・スコアカード）は、1990 年に経営コンサルティング会社である米国 KPMG 社のノーランノートン研究所で、設定された目標を達成するための新たな業績評価システムの研究プロジェクト

が立ち上がり、ハーバード大学のロバート・S・キャプラン教授と経営コンサルタントのデビッド・P・ノートン博士が研究成果をまとめ、1992年に米国の経営学誌として著名な『ハーバード・ビジネス・レビュー』で発表したのが始まりとされています。

　それまでの経営マネジメント手法というと、生産者側が経営の主導権を握っていたため、財務的な指標に基づいて予算の計画を立て、それに従った経営管理を行うことができていました。しかし、近年になると経済を取り巻く環境が激しく変化し、さまざまな情報が飛び交う時代へと変わりました。そうなると、生産者ではなく消費者側が消費するものを取捨選択をする時代ともいえるため、「作れば作るだけ売れる」という法則が成立しなくなってきました（**図表2-4**）。

図表2-4 消費者が取捨選択する時代

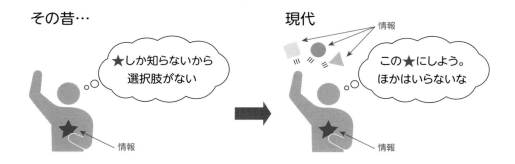

　医療の分野においても無条件に「病院の人に任せれば安心」ということではなく、患者・家族が疾患や治療に対する知識を得たり、病院の評価を情報として調べることが当たり前の時代になっています。そこで、生産者の視点だけではなく消費者の視点も取り入れるなど、事業継続のために考慮しなければならない要素をバランスよく経営戦略に取り込むことが出来るよう考え出されたのがBSCです。

5. BSCは「ビジョン・戦略」の絵を描くことからスタートする

組織としての価値観が BSC の源

BSC は、組織が社会の中で永続的に目指していきたいあり方である「ビジョン」やそれを実現し続けるための「戦略」があることが大前提です。このビジョンや戦略が組織としての価値観となり、BSC を考える源になります。

近年、医療機関のホームページなどでは「理念」「ミッション・ビジョン・バリュー」「目指すもの」「みなさまとのお約束」などと言った言葉で、自分たちの価値観を表す組織が主流となっています。それだけではなく、部門別のものも公開している組織も増えてきました。医療機関内の壁面に掲げられていたり、職員のみなさまが制服と共に装着している名札に理念が描かれていることもあります。また、多くの組織で入職時や年始の挨拶などで組織の代表が職員に対して説明されていると思います。

BSC の目標には価値観が含まれる

ただ、残念ながら職員の方が理念を意識しているかというと「理念ですか？目には入るが意識するとなると難しい」「ビジョンはあるはずですが…何でしたっけ？（名札にビジョンが書いてある病院職員）」などと、マネジメント側がいくら意識して職員の目につく場所に掲示したり口頭で伝える場を作ったとしても、浸透させるのは現実的に難しいものです。そこでBSCが活用されます。

BSC は前提としてビジョン・戦略から落とし込まれて目標が設定されます。ですので、ビジョン・戦略という医療機関の目指す価値観が「○○である」と明確に言葉で覚えていなくとも、BSC がその組織で共有されていることが、その組織の価値観に則って改善行動を起こしていることに自ずとつながります。つまり BSC があることは、組織の価値観に基づいた行動を職員に自然に促す仕組みであるといえるのです。

6. BSCの4つの視点

　BSCではビジョンと戦略の下に、4つの視点（p.40：図表2-5）から目指す指標を考え、バランスの取れた成果が達成できるよう設計されています。4つの視点について解説していきましょう。

> ## BSCの4つの視点（順番は問わない）
> ①財務の視点　　　③内部プロセスの視点
> ②顧客の視点　　　④学習と成長（組織能力）の視点

▶ 財務の視点

　BSCにおける財務の視点とは、「医療機関が永続的に経営（収支）を維持・向上させていくためにどのような行動をするべきか」ということを考えることです。
　そのための具体的な指標として考えられるものとして、売上（外来・入院の単価など）、利益、病床稼働率・回転率・利用率、患者数（延べ患者数、退院患者数、新規入院患者数など）、救急応需などが挙げられます。すぐに改善が見込めるものと、改善が数値に現れるまでに時間がかかるものがあることに考慮する必要があります。

▶ 顧客の視点

　医療機関における顧客とは患者・家族、そして地域の医療機関などのステークホルダー（利害関係者）にあたります。組織によっては患者のみに定義をし、「患者の視点」としている場合もあるようです。BSCにおける顧客の視点とは、「ビジョンに基づいた戦略を達成するために、患者・家族などに対しどのように行動すべきか」という視点です。
　そのための具体的な指標として考えられるものとして、患者満足度、紹介率・逆紹介率・数、医療機器の共同利用率・数、二次医療圏における患者シェ

ア、クレーム発生率・数などが挙げられます。

▶ 内部プロセスの視点

　BSC における内部プロセスの視点とは、「患者・家族、そして地域の医療機関などのステークホルダー（利害関係者）に対して安心・安全な医療サービスを提供するためにどのような仕組みを整えられているか」という視点です。

　そのための具体的な指標として考えられるものとして、クリニカルパス（院内パス、地域連携パスなど）の使用率や内容の精査、ヒヤリハットなど医療安全に関する院内の取り決め、業務マニュアルの見直しなどが挙げられます。

▶ 学習と成長（組織能力）の視点

　BSC における学習と成長の視点とは、「ビジョンに基づいた戦略を達成するために、組織としてどのようにして変化と改善のできる能力や環境を維持するか」という視点です。

そのための具体的な指標として考えられるものとして、資格保有率・数（認定看護師・特定行為研修修了者など）、職員満足度、院内勉強会の実施やその内容など、組織内で知的資産がどれだけ蓄積されたかを示す事柄が挙げられます。

　学習と成長の視点で考慮すべき点は、目標設定においてその年度の実績に直接影響するものは少ないため、中長期的な人材への能力向上のための投資や組織の活性化への効果が業績へ影響していくことを期待する指標が中心になるということです。

▶ 4 つの視点は相互に影響し合う

　これらの 4 つの視点はそれぞれが独立しているのではなく、互いに関係し、影響し合っていることが重要なポイントであり、それぞれのバランスがよりよい組織作りにつながることを認識することが大切です。

　例えば、財務の視点を向上させるためには、顧客満足度も業務プロセスの向上も、それを遂行するために職員が学習する機会も必要になります。このように多角的な視点からよりよい組織作りのために目標実現を目指せることは、さまざまな専門職種が集まるためにさまざまな価値観を考慮した運用を考えなけ

ればならない医療機関の特性に合うと考えます。

図表 2-5　バランス・スコアカードの４つの視点

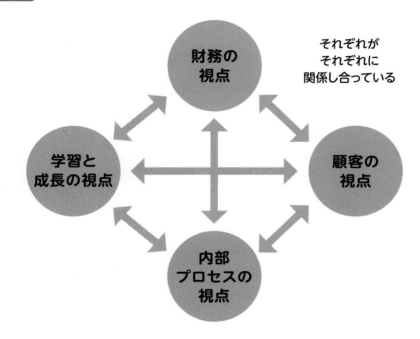

7. 医療とBSCの相性がよい最も重要な理由は、質の評価である「プロセス評価」の充実

　さて、BSC がなぜ医療の分野で多く活用されているのでしょうか？　それは先に述べたとおり、４つの視点という多角的な視点から経営改善を検討できるという点があります。その他にも忘れてはならないのは、財務などの数値のみでは医療従事者の納得度合いの高い評価が正しく行われにくいことから、それを補うため、多角的に医療の質を測る「プロセスの視点」が考えられたマネジメント手法である点だと考えます。

　みなさまも経験があるかも知れませんが、私がコンサルティングとして医療機関のみなさまと経営改善のお話をしていると、「私たちはお金のために仕事をしているわけではない」という言葉を耳にすることがあります。医療従事者という人の命を扱うプロとして、倫理的にお金を天秤にかけるようなビジネスではないという思いから発せられる言葉です。病院が経営破綻してしまっては

本末転倒であるということは百も承知だとしても、その志は看護師の資格を有する私としても心から理解できます。

医療従事者は、社会人として経営が成り立たないというのは自分たちが実現したい医療すら提供できないことになり兼ねないことは分かっていても、自分たちが目指したい「患者・家族にとってよりよい医療を提供し続けたい」というプロとしてのあり方を実現することが、モチベーションを維持・向上し続けるための重要な視点なのです。

この医療のプロフェッショナルとしてモチベーションを維持・向上し続けるための評価は、お金という成果ではなく、どのような医療が提供できていたかという質が焦点となります。つまり財務的な数値ではなく、患者・家族にとってどのように評価されているかという顧客の視点やどのような医療が提供されているかという内部プロセスの視点、そしてプロとして知識や技術を向上させ続けているかという学習と成長の視点という、仕事全体を通したプロセスの評価が充実しているためBSCとの相性が非常によいのです。

8. プロセスの評価はプロフェッショナル性の高い組織のモチベーションの源になる

ここで、もう少しBSCとモチベーションの関係を掘り下げて考えていきましょう。

モチベーションを考える上で有名な理論というと、アメリカの臨床心理学者フレデリック・ハーズバーグ氏が19世紀に『How do you motivate your employees?（モチベーションとは何か？）』という論文の中で発表した「動機づけ・衛生理論」が頭に浮かぶ方が多いと思います。リーダーシップ研修やモチベーションの研修などで学ばれた方が多いかもしれませんが、今一度ここで振り返ってみましょう。

動機づけ・衛生理論

「動機づけ要因（Motivator Factors）」とは個人に起因しているもので、働きがいや生きがい、自己実現であり仕事そのものなどの満足度を意味しています。一方、「衛生要因（Hygiene Factors）」は主に環境に起因しており、職場の作業条件や環境、給与、人間関係などの充足・充実を意味しています。

このそれぞれの要因について、私は動機づけ要因は長期的な幸せにつながり、衛生要因は短期的な喜びにつながると定義をしています。

　ハーズバーグ氏は理論の中で、そのポイントとして以下を強調しています（図表2-6）。

・モチベーションは動機づけ要因と衛生要因の2つの因子から成る
・2つの因子それぞれが不満足でない状態とは満足とはいえない

　特に大切なのは2番目の視点です。つまりは、衛生要因に不満はない状態、例えば給与が十分であり職場がキレイで人間関係がよくても、動機づけ要因である仕事における満足度が高い状態とイコールではないということです。この2つの要因を考えた組織運営を行うことで、職場全体のモチベーションを維持・向上させていくことが重要であることをハーズバーグ氏は理論立てて説明しているのです。

　衛生要因ももちろん大切ですが、私は医療従事者という使命が明確な専門職は、特に組織として「動機づけ要因」に十分に働きかけられる仕組みがあるかどうかが組織風土をよりよく保つうえで重要だと考えています。

図表2-6　ハーズバークの動機づけ・衛生理論

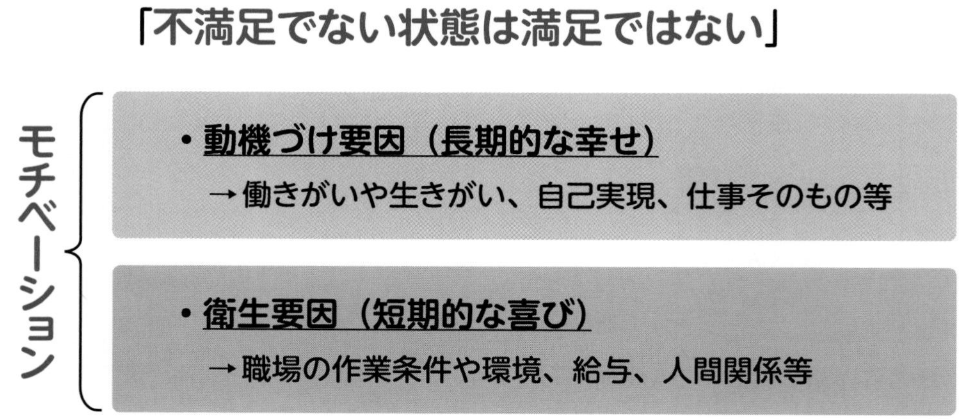

「不満足でない状態は満足ではない」

モチベーション

- **動機づけ要因（長期的な幸せ）**
  →働きがいや生きがい、自己実現、仕事そのもの等

- **衛生要因（短期的な喜び）**
  →職場の作業条件や環境、給与、人間関係等

BSC は組織のモチベーションの維持・向上につながる

では BSC とモチベーション理論である動機づけ・衛生理論との関係性を考えてみましょう。BSC では、先に述べたとおりプロセス評価の視点があることが医療機関で用いる手法として有用であることを伝えました。このプロセスの指標がまさに個人個人のプロフェッショナルとしての実力が示されることにつながるため、動機づけ要因に働きかけられることになるのです。すなわち、BSC を循環させることで組織としてのモチベーションの維持・向上につなげることができるため、組織の求心力向上にも効果があるといえるのです。

9. BSCは循環させていくことに意味がある～いわゆるPDCAサイクルを回そう

BSC は一度きりで終わるものではなく、続けていくことに意味があります。その続け方は毎年毎年仕切り直しをして BSC を作り直すのではなく、前年の目標や改善状況を振り返り、見直し、改善をしていくという改善の循環をさせていくことが組織として成長し続けるために重要です。その循環のためのフレームワークとしてよく知られている PDCA を意識しましょう。

PDCA を意識して運営する

PDCA サイクル（**図表 2-7**）とは 1950 年代に品質管理の父といわれる W・エドワーズ・デミングが提唱したフレームワークで、Plan（計画）、Do（実行）、Check（測定・評価）、Action（改善・対策）の英語の頭文字から取ったもので現代でも広く使用されています。A は Act（行動）という場合もあります。近年ではこの PDCA の簡易版「PDR（準備→実行→復習）」や、それから発展をした「OODA ループ（観察→状況判断→意思決定→行動：変化の激しい現代社会において自走できる組織作りを目指し職員が自ら考え実行することを意識したサイクル）」という概念も出てきていますが、根本的な改善の概念はそう変わらないものと考えます。

図表 2-7 PDCA サイクルを回そう

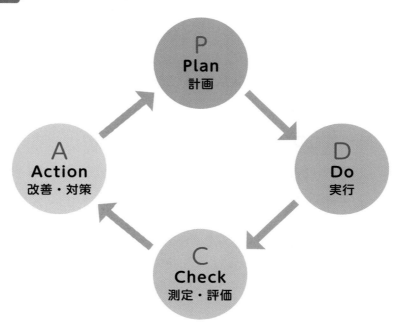

▶ PDCA の C と A を確実に行う

　BSC では、この PDCA サイクルを意識した運用を行うことが大切です。しかし、意外と BSC までは作り上げるものの次年度に向けた見直しが不足している組織が多い印象があります。PDCA サイクルでいうところの「C:評価」と「A：改善」です。BSC は行っているが毎年の振り返りが不足していることで昨年度と同じ事を繰り返している組織があるなど、非常にもったいない運用と言わざるを得ません。

　改善とは今までの学びを踏襲しながら継続的に行われることで、変化の激しい社会の中で組織は成長をし続けることが可能です。忙しい中でこのサイクルを回すことは簡単なことではないと思いますが、中長期的な成長につながるこの大切な「C」と「A」についても確実に行っていく意識を持っていきましょう。

10. BSCはあくまで道具であり、使う人・組織次第で変化していく～教育が重要

　第4章の「BSC の落とし穴」でもいくつかのケースと共にお示ししますが、BSC があればすべて組織の問題が解決するのではなく、BSC の活用方法を工夫することで組織の問題が解決する一助となるのです。つまり、BSC が問題ではなく、使う人やその組織が重要です。

管理者の BSC の理解は必須

　BSC を運用するにあたり、多くの組織で最初は手探りで行っている状況であることを耳にします。BSC にせよ何にせよ、職員にとっては「これをやりなさい」と言われた時点で「業務命令」であり「仕事が増える」という第一印象になることが普通のことと思います。最悪なパターンは、「私もよく分からないけど『なんだかいいらしいから』自分たちで調べてやってみて」と丸投げしてしまうことです。先日まさに「上司が理解していないことを部下に命令してやらせること」に対するご相談をいただきました。これでは、本来モチベーションを維持・向上させるためにある BSC が本末転倒になってしまいます。

　BSC は医療機関で働く職員全体を巻き込んだ組織の改善行動計画であり、その指南書となるものです。職員が納得して進めていくことで効果を発揮するものでなければならないので、大前提として BSC は職員全体がその仕組みを理解する必要があります。ですから、経営幹部はもちろん看護部であれば看護部長や師長という管理職が、きちんとその組織で運用される仕組みを理解しなければ話は始まりません。

　みなさまの組織では管理職者研修は行っていますか？　近年の COVID-19 の影響により勉強会等の開催が難しくなり、COVID-19 を理由として開催しなくなったというところも多く、感染症として5類になった後も、感染者が減らない状況で何となく勉強会の開催を躊躇しているという声も耳にします。この変化の激しい現代において、BSC の4つの視点にも含まれているとおり、学習は積極的に行わなければ組織全体の成長を阻害する要因にもなりかねません。

　工夫されている組織では、オンデマンド研修を取り入れるなど、集団研修による感染リスクを避けつつも学習環境を整えています。さらに、オンデマンド

研修だと本当に身についているか、理解しているか判断できないため、オンデマンド研修で話を聴くだけではなく理解度チェックを行えるようにシステム化しているところもあります。学習支援のための IT 活用は、こうしたところでも進んでいるようです。

▶▶ 価値観の共有にはコミュニケーションが重要

私は BSC をはじめとした組織作りについては、概念自体を学ぶのは個人で知識を得ることで十分だと思う一方で、理念などの目指す姿や組織の価値観を共有するという点においては、リアルで話し合うコミュニケーションを通じた学習も重要だと考えています。

何時間もかける必要はありません。自分たちにとって組織が掲げる理念が具体的にどのような状態を意味しているのかということについて対話を重ねる機会が、以前よりも少なくなっていないでしょうか？　BSC を単なる仕組みとするのではなく、冒頭でお伝えしたとおりお仕事を楽しむためのツールとするためには、組織として対話により組織作りを理解する学習の必要性がとても重要であることを、この章の最後にみなさまへお伝えしたいと思います。

第 3 章

基本から学ぶ BSC の活用方法

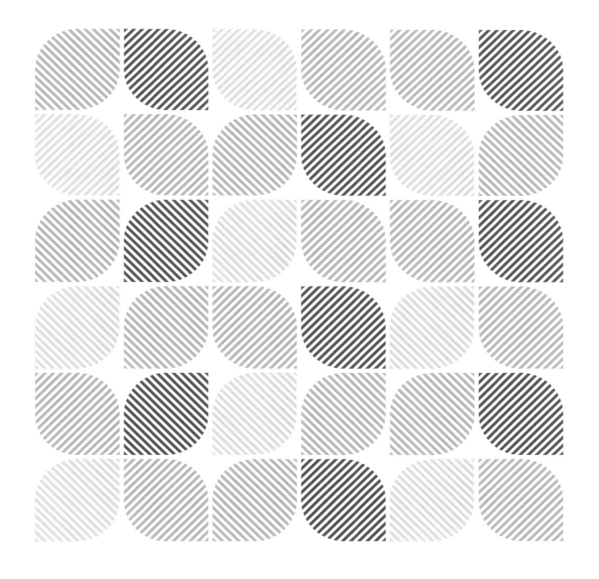

③ 基本から学ぶBSCの活用方法

▶ 1. さて！ BSCを院内に取り入れていこう…まずは心構えを確認

▶ まず BSC ありきではない

BSC が登場した背景や基本的な考え方について 1、2 章でお話ししました。この章ではいよいよ活用方法について記していきます。ここまでお話してきたので、「BSC はどこでも使っているから」「BSC が流行っているから」という理由で始められる方はいらっしゃらないと信じたいところですが、それでもBSC をはじめとした目標管理に関わる経営マネジメント手法を取り入れたいというご相談の中で、「うちでもそろそろ採用しないと周囲と比べて恥ずかしいと思うのですが、どうしたらよいか分からない」という"採用ありき"で話をされることがあります。心情としては理解できますが、組織をよりよくマネジメントしていくことがお仕事である管理職としての発言としては、残念としか表現できない悲しさがありますね。

BSC の手法を取り入れなければ組織が回らないわけではありませんし、反対に BSC を取り入れたといって無条件に組織のマネジメントが上手くいくわけでもありません。BSC を採用したことで組織が壊れかけてしまったという話も耳にします（詳しくは 4 章でお話しします）。つまり「なぜこの組織でBSC が必要なのか」という BSC を採用する目的が重要です。そして、その目的の発端が「組織の課題解決」であればなおよしとなるわけです。

例えば、小さな規模の病院で職員数が少なくコミュニケーションも良好で風通しがよいのであれば、すでに共有されているであろう組織の目指す姿や戦略を形にする必要はないかもしれません。職員同士が仕事のあり方や大切な価値観について分かり合えていれば、解決すべき課題として目標に上げなくとも、現場レベルの話し合いで常に改善し続けられるはずです。

ところが、組織が大きくなっていくと共に職員数が増えていくと、価値観もその分増えていくことになるため、統一した考え方などを全員が理解できるツールがあった方がスムーズな改善につながりやすくなります。これが経営マネジメント手法の大きなメリットです。

　今、組織で目指したい姿を実現させるために課題となっているものがありますか？　それは職員みんなで共有することができていますか？　解決に向けて対策が取られていますか？　順調ですか？　これらの問いにきちんと答えることができない場合には、BSC 等の経営マネジメント手法を用いることで、組織が目指したい姿の実現に向けて効率的に問題を解決できる可能性が極めて高くなります。このように、みなさまの組織で何が問題であり、その解決に向けて本当に必要なのかどうかという視点で、まず BSC の採用を決めましょう。そうすることでよりよいスタートを切ることができるのです！

2.基本の「キ」はビジョン

▶ ビジョン・ミッション・目標の意味を理解しているか

　さて、組織に本当に必要な手法として BSC を選んだら、次に必要になるものは「その組織におけるビジョン」です。ここでは「組織の目指したい方向性、目指す姿」を「ビジョン」という言葉にしていますが、医療機関によっては「ミッション」としていたり「目標」としているところもあると思います。さて、みなさまの組織には目指したい姿や方向性となるビジョンはありますか？　「ある」と答えらえたみなさまは、その言葉の意味を確かに理解されていますか？

　例えば「地域に愛される」という言葉がビジョンのなかで謳われている医療機関があるとします。耳当たりのよい言葉ではありますが、では、どういう状態がその医療機関にとっての「地域に愛される」という状態ですか？　と聞かれると即答できる方は多くないと思います。

▶ ビジョンの理解のズレが改善のズレにつながる

　実は、私は BSC を始めるに当たり一番重視すべきことは「ビジョンの理解」だと考えています。職員の目に入りやすい位置に掲げられていても、意外と理解されていないのがビジョンと考えます。そして、このビジョンに対する理解がズレてしまうと、現場レベルの改善に向けた動きでも微妙なズレが発生していくことが考えられます。

つい先日、こんなことがありました。「地域密着型の急性期医療を担う病院」というビジョンの下に地元の救急搬送を一手に引き受けていた二次救急の医療機関でのお話です。院長先生が「うちは急性期病院の使命があるので、今までこれをおろそかにしていたことを反省し、救急応需率をなるべく上げていこう」と目標を設定したところ、とある役職を持つ医師が「救急搬送を受け入れるように医師に促すのも大変だし、『それなら辞める！』と医師が言い出したら責任を取ってくれるのか！」と声を荒げたのでした。院長先生は、決して無理にでも救急搬送を受け入れろということを目指そうとしているわけではありませんでした。この場合の問題点は、病院の目指すべき使命であるビジョンが共有されていないことにあります。

　また、ある病院は組織として拡大路線に舵を切り、法人を大きくしていくことにしました。それは法人としてビジョンには含まれていなかったため、単に利益を追求した姿勢として職員に受け取られ、少なくない職員が離れることになりました。またある医療機関は、法人代表の信念である「職員を大切にしてこそ患者・家族・地域を大切にできる」との考えから、組織の拡大ではなく一人ひとりを丁寧にケアできる規模に経営方針を切り替えたというケースがありました。みなさまはどのケースに共感を覚えますか？

▶▶ よりよい組織にビジョンへの共感は必須

　私は、ビジョンこそ時間を割いて説明し、考え方や価値観を職員で共有すべきものと考えます。ビジョンに共感できるかどうか、その共有度合いが、よりよい組織を実現させる可能性を高め、改善の速度を上げます。たくさんの時間を用いなくとも構いません。以下に、簡単なビジョンを共有するためのワークを示します。それぞれの組織でアレンジして活用してみてはいかがでしょうか。

【お勧めワーク：その言葉はあなたにとってどんな意味？】

1．　一人ひとりが話しやすい人数でグループを作ります
　　（話し合いを行う文化がない組織の場合は２人１組で可）

2．まずは医療機関で決められているビジョン、またはビジョンに該当する文言をすべて出しましょう。例えば法人として全体で決めているものもあれば、部署で決めたものもあると思います。

3．出てきた言葉を眺めながら、そのビジョンが実現されている医療機関で何が起こっているのか、以下の質問について考えてみましょう。
　　・どんな職員が働いているのか
　　・どんな患者さんがいるのか
　　・職員はどんな言葉を使い、どんな態度で、どう仕事に励んでいるのか
　　・患者・家族は医療機関でどう過ごしているのか
　　・地域からどんな医療機関として評価されているのか（具体的に上がってくる声）
　　・経営的にどんな結果が得られているのか（収益や医療の質、満足度調査など）

4．グループの話し合いは５〜15分程度とし、複数のグループがある場合には制限時間終了後に全体で発表します。限られた短い時間の中で、どれほど意見が出てくるかを競争し合うのもよい方法です。

5．最後に、お互いの意見交換の中で、何か気が付いた点があったら意見交換してみましょう。

■ひとことメモ：「不易流行」

　目まぐるしい勢いで環境は変化し続けており、「ずっと急性期病院として病院を継続させていきたい」と思っていても、人口動態の変化など周辺環境がそれを許さない状況も生まれてきています。そのような状況下で医療機関の経営方針を臨機応変に変えざるを得ない時代ですが、職員からすると「また方針が変わるのか」と振り回されているように見えてしまう場合もあります。一方、経営層からすると「職員が理解しないのが悪い！」と憤慨してしまうかもしれません。このような経営層と職員の認識の乖離が起こらないよう、BSC 等を意識的に活用する際に意識したいことをお伝えします。

　「不易流行」という言葉をご存じでしょうか。不易流行とは、『新明解四字熟語辞典　第二版』（三省堂）を繙くと、「いつまでも変化しない本質的なものを忘れない中にも、新しく変化を重ねているものをも取り入れていくこと。また、新味を求めて変化を重ねていく流行性こそが不易の本質であること。蕉風俳諧（しょうふうはいかい）の理念の一つ。「不易」はいつまでも変わらないこと。「流行」は時代々々に応じて変化すること」とありました。解釈には諸説あるようですが、医療機関における経営にあてはめれば、「不易とは経営の軸となる変わらない考え方（ビジョンとなるもの）」であり、「流行とは時代に合わせて臨機応変に変化させていくこと」として、双方をバランスよく考えていく必要があるということです。

　例えば、急性期病院という形に縛られるのではなく、地域に愛され求められる医療機関としてのあり方を意識し続けた結果として病棟機能という形が変化することは、あるべき姿だと言えます。職員への説明でも納得を得られやすでしょう。一方で、地域に愛され求められる

医療機関とビジョンに掲げていた病院が、「経営陣が推し進めるから」と売り上げを重視して超急性期病床への転換を指示したならば、職員は方針の違いや振り回されている感覚を受けると思います。

　正しくビジョンに基づき、何が変わらないものなのか、何を変えていく必要があるのか意識しながらBSCを運用していただきたいと思います。

３.ビジョン共有の次は戦略作成ですが…BSC作成手順の正解は？

いきなりの戦略立案は難しい

　ビジョンを確認し共有することができたら、その目指すものに向かうための戦略を作成しましょう。戦略はもしかしたらその医療機関が所属する法人が作成されている場合もあれば、病棟師長の立場であれば、病院としてすでに示されている場合もあると思います。また、独自に戦略をゼロから立てようとするパターンもあるかも知れません。

　病棟を任されている師長さんの場合、戦略はすでに看護部で作られていることが多いかもしれません。また師長会などの看護部の管理職者が集まる場所で、看護部長より「新年度のBSCの戦略はこのように考えているけど、何か意見はありませんか？」と会議の議題として戦略案が出されるパターンもあると思います。しかし、師長として会議に参加してはいるけれど、「特に疑問は湧かないが意見もない」や「昨年と同じで非現実的な戦略に見えるが、指摘しても何も変わらないから発言しない」といった否定的な理由、そもそも「BSCがよく分からないのでどうコメントしたらよいか分からない」など、さまざまな理由から活発な意見交換が行えていない組織は少なくないと思います。

▶▶ 戦略立案には現状分析が必須

　教科書的には、年々取り巻く環境が変わっていくスピードは加速しているため、BSC を正しく機能させるためには改善計画を立てる前に、戦略を順序立てて直して考えるのが望ましい姿です。ビジョンを目指すために何がその組織でできていて、何が不足しているのか。その組織が取り巻く環境はどのような状況なのか——戦略を立てる上で現状分析を行うことで、ビジョンの実現に向けて効率的に改善行動ができるためです。

　「戦略作りを現場に任せていたら（時間がかかり過ぎてしまって）いつ終わるか分からない！」というご意見もあると思います。たしかに戦略を作り変える作業は、時間も労力も大変なものだと思います。しかし、形骸化を防ぐためにも定期的な戦略から見直すことは重要だと考えます。例えば、師長さんや次世代リーダーといったリーダー層の研修で BSC を取り上げて作成するのはいかがでしょうか。教育的な意味合いだけではなく、結果的に、実践で活用できるものが作成できる（かもしれない）利点があります。最低でも、2 年に 1 回行われる診療報酬改定に合わせて研修を実施するとよいと思います。

　医療機関それぞれで、さまざまな事情はあると思いますが、戦略を見直す機会を定期的に必ず持つようにしていくことをお勧めします。

➔ 4 . 戦略を立てるためのSWOT分析

▶▶ 思考が整理され現状の共通認識が可能になる

　戦略を立てるためには現状を知る必要があります。現在の立ち位置、何ができていて、問題になっているのか整理しておくことでどのようにありたい姿を目指していけばよいのか検討することができるためです。そのための手段として、医療機関で広く活用が進んでおり、比較的シンプルで取り組みやすいフレームワークである SWOT 分析をご紹介しましょう。

　このような手法を用いることで考える順番が整理されるため、思考時間の短縮が期待できます。そして組織の状況を、複数の職員と共通認識を持つためのツールとしても活用することが可能となります。

■ひとことメモ：「経営戦略のためのフレームワークを用いる注意点」

　このような経営戦略を立案・策定するためのフレームワークはSWOT 分析だけでなく、複数存在しています。それぞれに良い点、注意点がありますが、そもそもフレームワークはあくまで「手段」であることを忘れないようにしましょう。つまり、フレームワークを作ること自体が目的となってしまっては本末転倒になってしまうということです。

　また、経営戦略を立案するために盲目的にフレームワークを信じすぎてしまうことにも注意が必要です。フレームワークは万能ではありません。フレームワークを活用したら少し時間を置き、その後、複数人と見直しをするなど、フレームワークに依存しすぎない活用を意識しましょう。

▶▶ SWOT 分析はどのようなフレームワークか

▶ ①４つの要素を分析する

　SWOT 分析とは経営戦略を立案するために用いられる分析方法のひとつです。経営学者であるヘンリー・ミンツバーグ氏が提唱し、その後、世界で最も有名なビジネススクールのひとつであるハーバード大学の経営大学院、ハーバード・ビジネススクールのケネス・R・アンドルーズ教授らが執筆した著書により、広く知られるようになりました。

　SWOT 分析の特徴は、内部環境として自組織の強み（S：Strength）と弱み（W：Weakness）、外部環境として自組織を取り巻く機会（O：Opportunity）と脅威（T：Threat）の４つの要素を分析することにあり、それらの頭文字を取って名付けられています（図表 3-1）。

図表 3-1 SWOT 分析

	プラス要因	マイナス要因
内部環境	強み (S：Strength)	弱み (W：Weakness)
外部環境	機会 (O：Opportunity)	脅威 (T：Threat)

　また、SWOT 分析をさらに発展させたクロス SWOT 分析では、上記の 4 つの要素を掛け合わせた 4 つの戦略を検討することができます（**図表 3-2**）。クロス SWOT 分析は戦略の方向性をより具体的に検討するときに有効とされています。

図表 3-2 クロス SWOT 分析

		内部環境	
		強み	弱み
外部環境	機会	**強み×機会** **【積極戦略】** ※事業機会で自組織の強みを 最大限に活用する方法を探る	**弱み×機会** **【改善戦略】** ※事業機会を自組織の弱みで 逃さない方法を探る
	脅威	**強み×脅威** **【差別化戦略】** ※事業に対する脅威を自組織の強みを 生かして機会に変えるための方法を探る	**弱み×脅威** **【致命傷回避/撤退縮小戦略】** ※自組織の弱みと事業に対する脅威を 経営上の致命傷にしない方法を探る

▶ **②内部環境と外部環境**

　SWOT 分析における 4 つの要素を、さらに細かく解説していきましょう。

　内部環境とは、自組織でコントロール可能な領域のことで、医療機関で言うと「医療・看護の質」や「業務プロセス」「チーム力」などが当たります。外部環境とは、自組織ではコントロールの難しい領域を差し、医療機関でいうと「地域の人口動態」や「他医療機関・介護福祉施設などの動向」、「診療報酬改定等の法制度」などが当たります。

・内部環境としての強み（S：Strength）

　強みとは、組織が目指す目標の達成にプラスの影響を与える要素のことです。強みは職員個々人が思う組織としてのよりよい点ということだけではなく、医療機関として経営を維持・向上させることができる要素であることが重要です。従って、他の医療機関と比べてよい点や優位な点、差別化できる点が該当します。つまり、一見すると強みと思えない点であっても差別化できる優位な点があれば、それは戦略的な強みと言えます。

　医療機関の強みとは、例えば以下のような例が考えられます。

- ・マネジメントにおける指揮命令系統がしっかり機能している
- ・特定の治療に対する良い診療実績がある（専門病院など）
- ・地域で唯一行っている治療内容がある（透析や外来化学療法など）
- ・どの部署も認知症患者における身体拘束患者の割合の低さや低い褥瘡発生率といった看護の質が高い
- ・ICUやHCUなどの高度急性期病棟、回復期病棟、療養病棟環境といった特定の機能を有する病棟があり、地域で唯一である（または少ない）
- ・職員の定着率が高く、離職率が低い
- ・職員に対する待遇が良く、福利厚生が整っており働きやすい環境がある
- ・患者満足度調査の結果が非常によい
- ・地域医療機関からの信頼が厚く、紹介率が高い

- ・地域住民からの評価が高い
- ・独自のラダー教育に取り組んでおり、職員からの評価が高く就職希望者が多い
- ・地域の医療機関との連携が非常に強く、連携パスの使用率が高い 等々

　病院内における病棟という一部署として SWOT 分析を行うならば、強みは以下のようなイメージになります。

- ・（他部署に比べて）職員の定着率が高く、離職率が低い
- ・人材が充足している（質と数）
- ・看護の質が高い（認知症患者における身体拘束や褥瘡発生率が低いなど）
- ・業務フローが整っており、定期的な見直しが行えている
- ・職員のチーム力が高く、一体感がある
- ・組織の問題解決能力が高い
- ・職員の研修参加割合が高く、職員の学ぶ意欲が強い
- ・多様な働き方を受け入れられるよう独自の情報共有方法が機能している
- ・多職種連携が進んでおり、カンファレンスが効果的に行われている
- ・ヒヤリハットが健全に出されており改善に向けた取り組みを行っている　等々

・内部環境としての弱み（W：Weakness）

　弱みとは、強みと反対に組織が目指す目標の達成にマイナスの影響を与える要素のことです。単純な改善点や悪いところということではなく、機会に活用することができない資源や懸念事項、改善するにあたり障壁となるものが弱みに該当します。なお、弱みを検討しすぎるとネガティブな思考に陥りやすくなり、「できない理由」に焦点が移ってしまうことがあるため、時間をかけすぎることがないようにしたい項目です。

　医療機関の弱みとしては、以下のような例が考えられます。

・マネジメントにおける指揮命令系統に課題がある

・限られた診療科しかない（医師が不足している等）

・設備の不備、空間的な問題

・医療・看護の質改善に向けた組織だった取り組みが進まない職場環境

・職員の定着率が低く離職率が高い（職員満足度が低い）

・職員に対する待遇が乏しく、福利厚生が十分でないため働きやすい環境と言い難い

・患者満足度が低い

・地域住民からの評価が低い

・地域の医療機関からの評価が低く、紹介率が低い

・研修の機会が少なく職員の学習意欲が低い

・短時間勤務者が多くチームビルディングが進まない　等々

病棟として考えられる弱みとしては、以下のような例が挙げられるでしょう。

・（他部署に比べて）職員の定着率が低く、離職者が多い、または休職者が多い
・看護の質に課題がある可能性がある（認知症患者における身体拘束や褥瘡発生率が高いなど）
・人材が充足していない（質と数）
・業務フローが長い間見直されておらず、その文化がない
・職員の研修参加割合が低く、職員の学ぶ意欲が弱い
・職員に一体感が無く、チーム力に課題がある
・問題解決能力が低い
・情報共有に偏りがあり、伝わっていないことで業務が滞ることがある
・多職種との連携の機会が少ない
・他部署が持つ自組織のイメージが悪い
・ヒヤリハットの数が極端に少ない、ヒヤリハットが特に多く組織に課題がある　等々

・外部環境としての機会（O：Opportunity）

　機会とは、組織が目指す目標の達成にプラスの影響を与える外部環境の要素のことです。自組織ではコントロールすることはできないが、目まぐるしく変化していく周りの環境を考えた場合に自組織にとって優位に働く要素が機会に当たります。特にこのSWOTの4要素の中でも深く追求・発掘をすることで分析精度が高まる重要度の高い項目です。

　さまざまある外部環境は、捉えようによって機会にも脅威にもなるということに留意しましょう。検討する際には「どんなチャンスがあるのか」「売上を上げる要素になり得ないか」というように考えるとよいでしょう。

　医療機関として考えられる具体的な機会の例を以下に示します。

> ・診療報酬、介護報酬・福祉サービスの改定
> ・少子高齢化といった人口動態、患者・（健診センター等）利用者動向、疾患構成の変化
> ・地域の医療従事者等の需要とニーズ（やりがい、待遇、福利厚生など）
> ・ステークホルダー（利害関係者）となる地域の行政機関、医療機関や介護・福祉機関、製薬会社、卸業者などとの関係性
> ・医療の進歩（新薬や新治療方法の登場）
> ・ＩＴの進化（業務効率化につながるか？などを検討する）
> ・政治経済の情勢（経済政策など）
> ・海外情勢（流通の課題など）　等々

病棟として考えるならば、以下のような事柄が考える要素になると思います。

> ・他部署との関係性（連携のしやすさなど）
> ・他部署の人員配置状況、充足しているかどうか
> ・他部署の技術・知識量
> ・他部署との位置関係　等々

・外部環境としての脅威（T：Threat）

　脅威とは機会とは反対となり、組織が目指す目標の達成にマイナスの影響を与える外部環境の要素のことです。自組織の努力ではどうしようも出来ない環境要因が脅威に当たります。

　機会でも述べた通り、外部環境は考え方次第で機会にも脅威にもなり得ることに注意が必要です。特に外部環境の検討では抽象的な議論に陥ってしまうと多くが脅威に感じてしまうこともあるので、具体的な項目について検討することがポイントになります。機会で挙げた具体的な例を基に考えてみましょう。

▶ ③外部環境→内部環境の順番で考えよう

　SWOTの内部環境と外部環境について説明してきましたが、考える順番は外部環境から考えることをお勧めします。それは、外部環境を知ることで、より自組織のことを客観的に振り返ることができるようになるため、内部環境を分析する際の精度が高まるからです。

　まずは外部環境（OとT）を考えましょう。外部環境は現在起こっていることもそうですが、近い未来に起こり得ることも想定しながら進めていくものです。外部環境の考え方を順番を追って説明します。

順番1：自院を取り巻く環境としてどのようなものがあるか、まずはOとTに分けずに項目を出していきます。想像しにくければ、先に機会で紹介した項目について外部環境の状況を参考に出していきましょう。

■ひとことメモ：「外部環境を考える上で理解したい診療報酬の動向」

　法制度に絡む診療報酬改定の情報は、厚生労働省の Web ページ（**https://www.mhlw.go.jp/index.html**）内の審議会・研究会が一覧になっているページ（**https://www.mhlw.go.jp/stf/shingi/indexshingi.html**）の中央社会保険医療協議会（中医協と略されます）の中で定期的に更新されているほか、医療関連のニュースサイトで情報を確認することが可能です。特に診療報酬改定情報のポイントは、中長期的にどのような政策を視野に改定が行われているか読み解くことです。

　この少子高齢化にあたり、産婦人科をより強化して病床数を倍にした方が収入が上がると考える方は少ないと思います。このように、2年に 1 度検討され改定されている診療報酬制度も社会情勢や人口動態に合わせて中長期的に制度を変化させてきています。つまり、改定の方向性を読み解くことで、自院が今後より地域の中で優位に経営を維持・向上させるための取り組みを考えやすくなるということです。

　2024 年度診療報酬改定ではそれまでの流れを受け、さらに認知症ケアや栄養・口腔ケアの重要性がより強調される流れになっています。ということは、今日明日というようにすぐには対応できない認知症ケアの認定看護師の育成や栄養士・言語聴覚士の確保については、充足していなければ早めに検討する必要があるというように考えることができるということです。

　2024 年度は、診療報酬改定だけではなく介護報酬・福祉サービスも含めた同時改定です。さまざまな社会的な法制度の動向を考えるにあたり、今までの流れを汲むことで自院の改善をより具体的に検討できるため、必要な情報は早めに取り入れるようにしていきましょう。

■ひとことメモ：「外部環境を考える上で知っておきたい公的データ」

　外部環境は人口動態や患者動態をより詳細に把握することで分析精度が高まります。何となく「高齢者が急速に増えている」「救急搬送患者に高齢者が増えた」などは理解していても、本当のところどうなのかと聞かれると答えに困ってしまうはずです。そこで公的データを活用しましょう。

　いろいろな医療に関する情報がデータ化され、公開されている公的データはたくさんあります。その中でも重要なものをいくつかご紹介します。

● DPC 対象病院及び準備病院のデータ「DPC 導入の影響評価に関する調査：集計結果」

平成 18 年度から令和 2 年度まで

https://www.mhlw.go.jp/stf/seisakunitsuite/bunya/0000049343.html

令和 3 年度から

https://www.mhlw.go.jp/stf/shingi/shingi-chuo_128164.html

　急性期病院のデータが疾患別や病院別に症例数や在院日数、救急搬送件数や割合、紹介の有無、再入院、手術の実施の有無や化学療法の有無など、細かな情報が Excel データの形で掲載されています。特に病院名も公開されているため、自院と関係する病院とのデータを比較検討することが可能です。

●病院情報局が提供する DPC 分析情報「傷病別全国統計」

https://hospia.jp/dpc

　先の DPC 公開データを用いて作られた疾患別の患者シェアや在院日数等の情報が一目で検索できるページです。元のデータは上記の URL にありますので、細かく見たい場合には上記でデータを確

認するとよりよいと思います。

●人口の推移を押さえるデータ「人口動態調査」

https://www.mhlw.go.jp/toukei/list/81-1a.html

　具体的な人口の推移を大まかに確認することができます。人口の数だけではなく死因に関する情報も含まれています。

●患者動向を押さえられる「患者調査」

https://www.mhlw.go.jp/toukei/list/10-20.html

　全国の推計患者数や受療率などの情報を確認することができます。人口動態のデータと併せて確認することをお勧めします。

●日本医師会総合政策研究機構ワーキングペーパー「各種データ集」

https://www.jmari.med.or.jp/category/result/working/

　日本医師会が提供している二次医療圏別の医療提供体制などのデータが紹介されています。外部環境として、直近データは確認しておきたいところです。

順番2：項目を出したら、次にOとTに分けてみましょう。注意しなければならないことは、何でも脅威と捉え過ぎないよう、客観的に組織のことを捉えることです。そして、なるべく「機会にならないか」ということを先に検討する癖をつけていきましょう。そうすることで機会を逃さないようにする思考が身につきます。

順番3：OとTに分けたら、それぞれの項目について経営に影響を与える度合いとして緊急度と重要度について考えてみましょう。そうすることで、どの項目についてより早く取り組む必要があるかを考える材料になります。より経営に影響を与える項目が分かるように、緊急度と重要度の高い項目順に並び替えて、OとTの検討は終了です。

【お勧めワーク：OとTを実際に書いてみて、課題を可視化してみましょう】

機会（O：Opportunity）と脅威（T：Threat）を検討する項目
※自由に書き出しましょう

機会（O：Opportunity）
※順番を意識して再度書き直しましょう

脅威（T：Threat）
※順番を意識して再度書き直しましょう

　次に、内部環境（SとW）を考えていきます。内部環境は外部環境とは異なり、過去から現在起こっていることを振り返りながら進めていくものです。内部環境の考え方を順番を追ってご説明します。

順番1：外部環境を押さえたうえで、自組織の環境に目を向けていきましょう。まずはSとWに分けず項目を出していきます。想像しにくければ、先に強み・弱みで紹介した項目を参考に、内部環境の状況を出していきましょう。

順番2：外部環境で整えたように、項目について一つひとつ「強みとなるか弱みとなるか」を確認していきましょう。できる限り「強みになるかどうか」を先に検討した上で、それでも難しければ「弱み」としていきましょう。この作業で目指したいのは、自組織のよい点により目が向くようになることです。どうしても管理者になるに従って改善点について目が向きやすくなるものですが、この作業を通じて、「やっぱりこの組織にはよいところがたくさんある！」ということに気が付く機会にしたいものです。

順番3：それぞれの要素について、経営に影響を与える度合いを緊急度と重症度の観点から考えて順番付けをしていきます。順番に書き直したらこの作業は終了です。

【お勧めワーク：SとWを実際に書いてみて、課題を可視化してみましょう】

強み（S：Strength）と**弱み**（W：Weakness）を検討する項目
※自由に書き出しましょう

強み（S：Strength）
※順番を意識して再度書き直しましょう

弱み（W：Weakness）
※順番を意識して再度書き直しましょう

▶ ④あらためて見直してみる

これで４つの要素すべてを埋めることができました！ そうしたら見直しをしましょう。見直しの視点は以下です。

> ・重複しているものはありませんか？ 同じ内容なら整理して一つにまとめましょう
> ・事実が書かれていますか？ 思い込みで書いてはいけません。客観的な事実を必ず確認しましょう
> ・矛盾してはいませんか？ ４つの要素の整合性が取れているか確認しましょう
> ・漏れているものはないですか？

特に、思い込みで書いてしまっているものがないかという点については注意が必要です。自分が見えている景色と、他の人が見えている景色が異なる場合は多々あります。この思い込みを排除するためにも、いろいろな立場の人にこの SWOT 分析を行った結果を共有し、意見を求めることが大切です。例えば、「自組織はチームワークが悪い」と認識していたとしても「でもこういう点はチームで実行することができている」など、新しい視点がもたらされることもあります。もし１人で検討しなければならない場合には、いろいろな解釈ができないかどうか考えてみるとよいでしょう。

▶ ⑤クロス SWOT 分析に挑戦してみよう

SWOT 分析のみでも、十分に自組織を取り巻く環境や自組織を客観的に振り返り、戦略を練るための材料とすることはできないことはありませんが、実際に戦略の方向性を具体的に検討するために、一歩進んでクロス SWOT 分析にも挑戦してみましょう。

クロス SWOT 分析は先に示した通り、SWOT 分析で行ったそれぞれの４つの要素を掛け算させたものです。それぞれの戦略を考えるポイントは以下になります（図表 3-3 ）。

図表 3-3 クロス SWOT での戦略を考えるポイント

積極戦略：S 強み×O 機会	最も競争優位性が発揮しやすい戦略
改善戦略：W 弱み×O 機会	弱みの改善が必要な戦略、または改善すべきかどうか戦略的に検討する
差別化戦略：S 強み×T 脅威	脅威を逆手にとり差別化を検討する戦略
致命傷回避・撤退縮小戦略：W 弱み×T 脅威	事業継続のために前向きに検討すべき戦略、または脅威による損失を少なくする或いは回避するための戦略を検討する

　このうち、教科書的には積極戦略が最も優先度が高く実行すべき項目になりますが、検討した他の戦略とのバランスも鑑み、最終的な改善戦略を考えていきましょう。

【お勧めワーク：4つの要素を掛け算し、クロス SWOT 分析を完成させよう】

		内部環境	
		強み ※先に書いたものをここに書きましょう	**弱み** ※先に書いたものをここに書きましょう
外部環境	**機会** ※先に書いたものをここに書きましょう		
	脅威 ※先に書いたものをここに書きましょう		

5.戦略マップを作ろう！

ビジュアル化することで共有しやすくなる

　ビジョンを共通理解し、SWOT分析を通じて自組織や環境要因の分析を行って戦略を検討できる材料が整ったら、その実現に向けて考えや行動を整理する必要があります。各自が頭の中で整理するのではなく、職員全員で共有できるようにするためには、ビジュアル化されていることが望ましいものです。
　BSCでは「戦略マップ」がそれに当たります。次に、戦略マップを作成していきましょう。看護師のみなさまにとって馴染みのあるものに例えて説明すると、病態関連図に近しいイメージだと考えるとわかりやすいでしょう。戦略マップは、組織全体の目標とそれに向かうための戦略が関係づけられているものです。戦略マップがあることの利点は4つあります。

【戦略マップがあるとこんなよいことが！　戦略マップのメリット】
・組織の目指す姿とそれに向かう戦略の全体像を可視化することが出来る
・目標に向けた戦略が明確なので**組織内のコミュニケーション**の向上が期待される
・各戦略の関係性が可視化されているので戦略同士の連携が加速する
・戦略の軌道修正が必要な場合にスムーズな対応が期待できる

　頭の中で何となく戦略同士の関係性を理解していても、他の人が同じように理解しているかどうかは分かりません。上記メリットの中でも、特に戦略マップにより「組織内のコミュニケーションが向上」することで、チーム内の結束を高めることが期待できます。チームで改善をしていくモチベーションを高めるためのツールとしても活用する意識が大切だと思います。

▶ ①**戦略マップ作成の流れ**

では、実際に作成の流れを確認していきましょう。

手順1：もう一度ビジョンに立ち返ってみましょう。ビジョンに立ち返るのは、何回でもかまいせん。あらためて、組織のビジョン、目指していきたいありたい姿を確認しましょう。

手順2：次に、組織のビジョンを実現させるための現状分析から、BSC の設定期間終了までに目指していきたい組織としての目標を定めます。先に行ったSWOT 分析・クロス SWOT 分析を眺めてみましょう。

多くの医療機関では実現までの期間を1年間で設定されていると思いますので、1年後の姿としてどのような姿になっていることが組織として望ましいのか、目標を文言にしましょう。なるべく具体的に、作成した人だけでなく他の人もイメージしやすい文言が望ましいです。この最終目標が明確であるほど、その目標に向けてどのようなことを行っていかなければならないのか、具体的な検討ができます。

例えば、組織全体として「地域に愛される医療機関」という目標を掲げてはいるものの、SWOT 分析で「地域の診療所との関係性が薄く紹介率が低い」「在宅との連携が課題」ということが分かっているのであれば、今年度の目標は「地域の診療所との関係が強化され増患につながる」「地域とつながり円滑な入退院支援を行うことで患者・家族の満足度の高さにつなげる」という意味合いの目標になると思います。看護部として「安心・安全な看護の提供」という目標を掲げており、SWOT 分析で「認知症症状を抱える患者における身体拘束に課題がある（身体拘束しがちである）」ということが分かっているのであれば、今年度の目標は「患者の尊厳が尊重される看護ケアの提供」という意味合いの目標が掲げられると思います。

このようにビジョンよりも抽象度合いを下げて、なるべく誰が見てもイメージしやすい目標を掲げるのがポイントです。

手順3：次は、SWOT 分析で導き出された課題を、さらに具体的に BSC に落とし込んでいく作業です。2章で説明した通り、BSC は下記の4つの視点から、バランスよく経営課題に取り組むことができるフレームワークです。

①財務の視点

②顧客の視点

③内部プロセスの視点

④学習と成長（組織能力）の視点

　SWOT分析で導き出された課題を、4つの視点に分類してみましょう。課題の分類は4色の付箋を活用すると整理がしやすいと思います。分類のポイントは4つのいずれかに偏ることを避けることです。4つの視点に分けてみると課題はどのように分けられるか検討しましょう。

　看護部門のみなさまが経営課題に落とし込む場合に、特にご質問いただくことの多い視点は「財務の視点」です。SWOT分析の時点で、財務の視点が足りない場合もあると思います。病院は、当然、収入がなければ組織活動そのものを継続することができないのでお金が大切であることは理解されていると思います。しかし、この「医療機関のお金の仕組み」について、特に収入という意味では国家資格を取得する際にざっくりと診療報酬制度というものがあることは知識として身に付けていても、実際に制度の中身を理解する必要性を感じたのは管理職になってからという方が多いのではないでしょうか。そして、いざ制度を学ぼうと思っても、とても分厚い診療報酬点数本の前に「どこから手を付けたらよいのか…」と困惑し、中身の文章の読みにくさにお手上げ状態になってしまう…と、手を付けて早々に断念してしまう方のお話も伺います。また、そもそも所属する医療機関の経営状態を知るために損益計算書や貸借対照表を見る機会があったとしても、どう見たらよいか分からないというお話もあります。経営会議等でお金の話が出てきても、実は理解できていないという方も少なくないのではないでしょうか。

　ちなみに、この「財務の視点」については、「患者よりもお金を重視しているように思える」という考えからあえて強調しないという組織もあります。スタッフレベルの方に伝える際に、どのように伝えたらよいか、誤解されないようにと伝え方を悩まれる場合があるのではないでしょうか。私個人としては、BSCの観点からは4つの視点でバランスよく作成されるのが望ましいと考え

るため、スタッフレベルの時代からしっかり財務について意識付けられるように教育される方がよいと考えます。このあたりは、組織の風土を考慮の上、どの程度取り入れるのか検討されるとよいと思います。また、特に組織の経営幹部とお話（何かしらの交渉を含む）をされる場面では、財務の視点をしっかり理解されていることは不可欠だと思いますので、その点は念頭に置いておくとよいでしょう。

・組織のお金事情を把握しよう

　これらの「お金の仕組み」についてゼロから知識を付けるには、かなり遠回りになってしまいます。そのため、現実的には、まずその組織内でお金のプロである医事課や経理の方に協力いただき、組織のお金事情について話を聞く場をもちましょう。質問するポイントを以下に 3 点、整理してみました。

---

①現状、この組織の経営状態の収入と支出のバランスはどんな状態なのか（黒字？赤字？どの程度？）

②①で聞いた状態の理由に何があるのか（患者数？患者あたりの単価？医療材料費などの費用はどの程度？）

③②の改善点を補うにはどのような方法が考えられるのか

　もちろん、自分たちで確実な知識が得られることができればそれに越したことはないのですが、日々の業務で忙しく過ごされている中で 2 年に 1 度変化していく診療報酬制度の詳細まで一人で正しく理解し続けることは非常に困難だと思います。医療機関というスペシャリストが集まる組織としてケアを通じて他部門と連携しているわけですから、それと同様に、経営についても医事課や経理のみなさまと協力していきませんか？　可能であれば SWOT 分析を行う際から参加してもらうか、SWOT 分析の後にお金の視点から意見をもらうのもよいと思います。他の視点との関係性も考えつつ、次に記した「ひとことメモ」も参考に、少しずつ「財務の視点」について具体的な課題が出せるようにしていきましょう。

■ひとことメモ：「組織のお金事情を知ろう！　損益計算書と貸借対照表、そして人件費率」

　経営会議に出席している方は、決算書を見る機会があると思います。その中で損益計算書や貸借対照表という名前を聞いたことはありますか？　数字が並んでいる表にめまいがしてしまう…という方もいると思いますが、簡単に見方を知っておくだけでもだいぶ違います。

　損益計算書とは、各組織の一会計期間における経済活動の結果の経営成績を、収益と費用で対比し、その差額を利益として示しているものです。貸借対照表とは、法人がどのように資金を調達し、また、調達した資金をどのように活用しているのかという財政状態を示しています。つまり、組織の経営状態がよいかどうか、利益が出ているかどうかは損益計算書で確認することができ、組織の資産の状況を確認できるのが貸借対照表です。

　例えば、よく医療機関の経営がよい状態かどうかを測る指標として人件費率が語られますが、人件費率を確認することができるのは損益計算書です。人件費率は収入に占める人件費の割合を示すものであり、医療機関という労働集約型（事業活動の主要な部分を人間労働力に頼っていること）のビジネスモデルでは重要な経営指標になります。

　参考までに、２０２１年に厚生労働省医政局委託が発表した「令和３年度　医療施設経営安定化推進事業　病院経営管理指標及び医療施設における未収金の実態に関する調査研究」から医療法人の人件費比率の推移の表を以下にご紹介します。

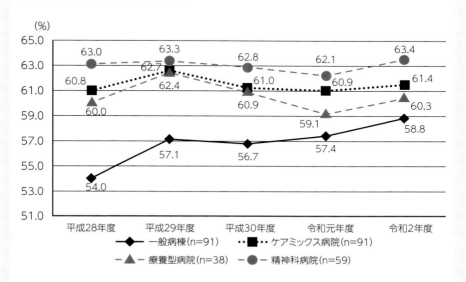

医療法人の人件費比率の推移

出典：令和 3 年度 医療施設経営安定化推進事業 病院経営管理指標及び医療施設における未収金の実態に関する調査研究　p.63 より抜粋[1]

　医療機関における人件費率は近年上昇しています。人件費を抑えることは難しいので、看護部門としては人件費率が下げられるよう、看護部門として医療機関の収入を上げられるようなものがないのか探ることが重要になります。まずは自組織の人件費率を把握し、課題があるかどうか確認してみましょう。

■ひとことメモ：「医療機関の収入構造を理解しよう」

　医療機関における収入の基本は「患者数×診療単価」です。そのため収入を上げるためには以下の3つの方法が考えられます。

1.患者数を増やす
2.診療単価を上げる
3.費用を削減する

　患者数を増やすためには、地域連携や医療の質・患者サービスの向上により「選ばれる医療機関」となる取り組みが必要です。診療単価を上げるためには、その医療機関の収入構造を理解し、どのような方法で収入を上げられる可能性があるか知ることが改善ポイントとなります。そして費用を削減するためには、先の「ひとことメモ」で取り上げた人件費の視点や可能な限り後発品を活用するなど、医療機関の費用を見直すことで改善が可能です。

　このうち、1はSWOT分析でも取り上げやすいと思います。3については、看護部門が積極的に改善するのは困難です。収入に対する改善として、看護部門として積極的な対応を検討したいのは2の診療単価の引き上げです。そのために、診療単価がどのように成り立っているのか知ると改善行動に結びつきやすくなります。

　以下に、DPC対象病院の診療単価の構造を図式したものをお示しします。詳細な解説は省きますが、例えばこのDPC対象病院であれば、看護部門として在院日数のコントロールを行うことで医療機関別係数のうち機能評価係数Ⅱが上がることにつながります。また、出来高評価のうち看護部門が関係するものとして認知症ケア加算や摂食機

能療法、入退院支援加算等の入退院関連の加算の算定件数を伸ばすことができれば、診療単価を伸ばすことが可能になります。

DPC病院（急性期一般病棟）の収入構造

DPC対象病院の収入構造は「（包括＋出来高）×患者数」
日常の業務の何がどこにつながるのか意識してみましょう!

1日当たり入院単価

DPCコード別点数	医療機関別係数	出来高評価	延べ患者数
※まるめは投薬、注射、処置、検査、画像	①基礎係数 ②機能評価係数I ③機能評価係数II	・手術 ・麻酔 ・リハビリや指導 などのケアの加算	地域連携 入退院支援 など

＋ ×

直ぐに成果が出にくいので、日々の積み重ねが大切!

日々の努力が可能!
努力＝入院日数の適正化＆主に薬剤の適正使用

②施設基準を取得することでUP
③1年前の成果が翌年に収益のオマケとして付与させる

日々の努力が可能!
加算の目標管理と改善行動が大切

このように、診療単価の仕組みを知ることは収入の改善につながりやすくなります。最近では看護師でありながら診療情報管理士の資格を有する方に出会う機会も多くなりました。収入の全体像を把握するために診療報酬制度全てを理解することは困難を極めると思うので、まずは自組織における診療単価の構造を知ることを意識してみてはいかがでしょうか。

手順4：4つの視点に課題を分けたら、課題それぞれについて関係性を考え、視覚的に表現をしてみましょう。それぞれの課題について関係性の強いものを矢印で結ぶなどしてみると、より他の人にも理解しやすいものになるはずです。

　次のワークシートに課題を書き込んでみましょう。付箋で課題を書いた場合には、付箋をそのままワークシートに貼付してください。

【お勧めワーク：課題を４つの視点に分類してみよう】

財務の視点

顧客の視点

内部プロセスの視点

学習と成長の視点

当てはめたら、次に関係性のあるものを矢印でつなげてみましょう。例を示します（**図表 3-4、3-5**）。このようにすると、それぞれがどのような意味を持っているのか、課題別に理解が深まると思います。矢印の太さを変化させるなど、工夫を行うとよりわかりやすくなります。

図表 3-4 4つの視点で課題を分類する

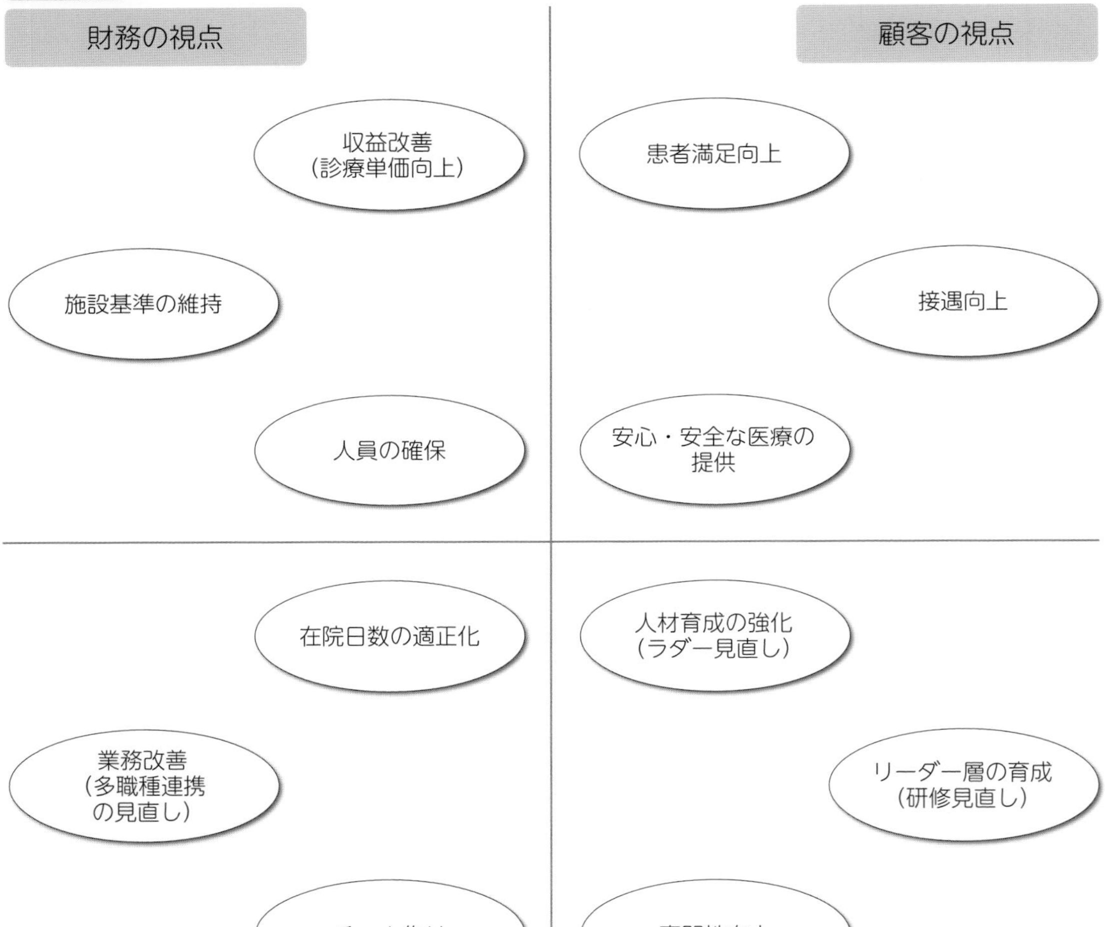

財務の視点　　　　　　　　　　　　　　　　顧客の視点

収益改善
（診療単価向上）

患者満足向上

施設基準の維持

接遇向上

人員の確保

安心・安全な医療の
提供

在院日数の適正化

人材育成の強化
（ラダー見直し）

業務改善
（多職種連携
の見直し）

リーダー層の育成
（研修見直し）

チーム作り

専門性向上

内部プロセスの視点　　　　　　　　　　　　学習と成長の視点

図表 3-5　関係性のあるものを矢印で結ぶ

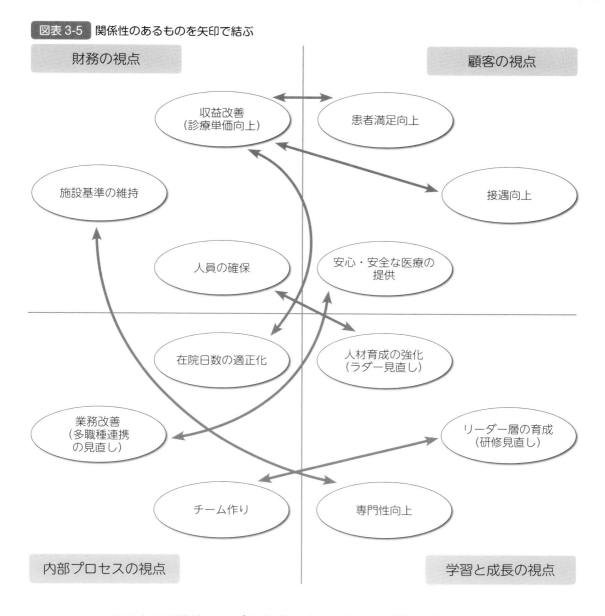

財務の視点

顧客の視点

収益改善
（診療単価向上）

患者満足向上

施設基準の維持

接遇向上

人員の確保

安心・安全な医療の
提供

在院日数の適正化

人材育成の強化
（ラダー見直し）

業務改善
（多職種連携
の見直し）

リーダー層の育成
（研修見直し）

チーム作り

専門性向上

内部プロセスの視点

学習と成長の視点

　　ここまでで戦略マップの完成です。一度マップが完成したら、少し時間をおいて見直してみてください。時間をおくことで、このマップ以外にも必要な戦略がないかを検討することができます。慎重にステップを重ねていても戦略を見落とす可能性はゼロではないので、ここで一呼吸入れて見直してから次に進みましょう。

ちなみに、この戦略マップを見て、「おや？」と思われた方もおられるかもしれませんので、補足させていただきます。BSC の研修を受けたり、本を読んだことがある方は、おそらく 4 分割図ではなく、**図表 3-6** のような階層構造になっている戦略マップになじみがあるのではないでしょうか。

　先に示した事例を階層構造に変化させたのが**図表 3-6** となります。下から上に関係性が進んでいくようにマップが作られています。教科書的には、このように戦略マップを作りましょうと表現されていると思います。

ただし、実際に自組織の戦略マップを作成してみると、それぞれの課題の関係性が複雑に入り組んでいることがわかるはずです。素直に下から上に上がるように作成すること自体が困難な状態もあれば、それぞれの視点の中で関係している場合もあります。

　戦略マップを作成する目的は、それぞれの戦略がどのように関係しあっているのか、何を行うことで他の戦略に関係していくのかを理解することにありますので、私は作成しやすい方法でよいと考えています。BSC や戦略マップはあくまでも手段です。これらを完璧に作成するということを目標にせず、みなさんが目指したい組織の姿に向けて行動変容するにあたり、どのようなマップが適しているのか、使いやすく見やすいマップを目指してみましょう。

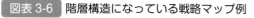

図表 3-6 階層構造になっている戦略マップ例

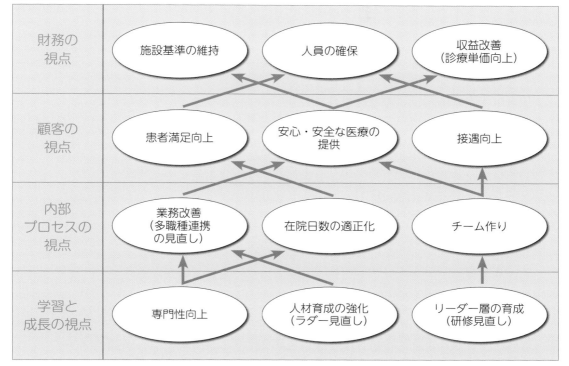

➤ 6 . 順番に具体的な目標を考えていこう「最重要成功要因と重要業績評価指標」

　ビジョンを振り返り年度の目標を決め、課題から戦略マップを完成させたら、次に行うことは最重要成功要因（CSF：Critical Success Factor、KSF：Key Success Factor とも言われる）を決めることです。課題から、成功要因ではなく先のコラムで示す KPI（重要業績評価指標）にいきなり落とし込む組織を見かけたことがあります。なぜ、いきなり KPI ではよくないのでしょうか？

　というのも、CSF の方が KPI よりも抽象度合いが高く、例えば CSF で「摂食機能療法の実施を強化する」としたら、KPI には「摂食機能療法の算定件数を月○件を目標とする（○には具体的な数値が入る）」とより具体的にしていきます。教書的に言えば、組織がよりよくなるための成功要因となるものを定め、そのあとに評価の指標となる具体的な数値を定めるステップを辿るのがよ

いと思います。特に看護の場合には、具体的な数値に一気に落とし込めるものばかりが目標に上がってくるわけではないと思うので、「どうしたら組織がよりよくなるのか」と、まず成功要因を考えるようにするとよいと思います。

▶ 評価指数は具体的でないと評価が困難になる

　成功要因は抽象度合いが高くても構いませんが、評価指標は具体的なものでないと実行後の評価が困難になります。評価指標を立てるコツは、先にも紹介した「SMART」の考え方に集約されています。

S：具体的な（Specific）
M：測定可能な、数字でわかる（Measurable）
A：達成可能な（Achievable）
R：関連性がある（Relevant）
T：期日が定まっている（Time-bound）

　このうち、Tの期日はBSCの設定期間終了になります。具体的であり測定可能でないと評価することができません。達成可能なものでなければ、そもそも目標として適切ではありませんし、モチベーションも上がりません。さらに、そもそも設定されていた目標と関連する項目でなければ本末転倒です。このSMARTの考え方はあらゆる目標設定を行う上で重要になりますので、覚えておくとよいでしょう。

➜ ７．最後に行動計画（アクションプラン）を策定しましょう

　BSCの最後の仕上げは、行動計画（アクションプラン）です。具体的な評価指標を達成するために、どのようなことを行えばよいのかを書き記します。
　私が出会ったお客様で、目標管理を導入している病棟の師長が急遽交代することになり新しい師長が着任したが、目標となる値は設定されているものの、どういう理由で目標を設定したのか分からないために改善行動に結びつかず改

善計画が頓挫してしまったという事例がありました。個人目標であれば、個人の思考の中でアクションプランがイメージされているので問題にならないかもしれませんが、組織的に改善していくためには、アクションプランまで作成しておいた方が役職者の交代など人員が変化するなどのあらゆるリスクにあっても改善行動を止めることなく進めることができます。

　アクションプランの作成ポイントは、「誰（どの役職・役割の人）が何を行うとよいのか」という役割毎に実行すべき事柄が表されていることです。例えば、患者満足度を高めていくことを成功要因とし、患者満足度調査の結果の数値を目標値に掲げていたとしても、どのようにして患者満足度を上げていくのかが分からなければこの目標値は達成することはないでしょう。主語と述語を意識して、アクションプランを作成していくことをお勧めいたします。

８.アクションプランまで作成できたら…複数の目で最終確認を

　さて、これで BSC のシートは完成しました！　おめでとうございます！でも、ここで安心せず、本当にこれでよいかどうか同じ部署や他部署など、なるべく複数の目で最終確認を行いましょう。漏れていることはないかどうか、課題意識がずれていないかどうかに注意を向けましょう。

　特に、ありがちな例として目標値の設定値が高すぎるあるいは低すぎることがあります。自分では達成できると思っていても、他から見ると現実的ではなかったり、もう少し高い目標でも問題ない場合は想像以上にあるものです。自組織で考えていると今までの過程から目標値はこれくらいが妥当だと考えていたとしても、他の医療機関からするともっと改善可能な場合はよく見かけます。今はインターネットで他組織の情報もたくさん溢れていますし、先にご紹介した公開データから他組織の活動内容を確認することも可能です。もちろん、関係している医療機関に聞いてみるのもよいと思います。目標値の設定が正しく行われているかどうかはしっかりと意識してみてください。

⮕ 9. BSC運用開始！改善活動の意識を継続させながら、定期的に目標値を観測しよう

　丁寧にBSCシートを作成したならば、課題や目標値に対するコミットメント（commitment：責任を持って自ら関わっていくこと）が高まっているはずです。しかし、作成当時の想いは徐々に日常業務の中で薄まってしまうものです。BSCの運用が始まったら、改善への意識をどう維持させていくかということと定期的な目標値の観測が重要です。

　改善の意識は、例えば病棟などではスタッフが目につく休憩室に貼り出したり、管理職者がたびたび口頭で意識を促したり、あるいは唱和しているところもあると思います。また、組織のBSCを個人の目標管理に落とし込むことで、個人の改善行動を組織の改善活動にリンクさせる方法もあります。特に個人の目標管理に落とし込むことは、組織が望むことをスタッフ自身の成長につなげられるため、どのような改善が組織的にどのような影響があるのか理解することができ、望ましい行動を取りやすくなるので活用されている組織が多いと思います。

　改善への意識を保つポイントは、リーダーである管理職者が「こうすれば意識し続けられるだろう」と思い込んで突き進み過ぎず、スタッフのみなさまの声に耳を傾け、どのようにすれば意識し続けられるのかというコミュニケーションを維持させることだと思います。

　なお、目標値は、時と場合により修正せざるを得ない状況が発生する可能性はゼロではありません。COVID-19のような新興感染症が猛威を振るっていた時には、誰もが最優先課題が感染症対策になったと思います。このような大きな出来事でなくとも目標の修正が必要となった場合には、管理職者が率先して目標の変更を進めましょう。スタッフレベルだといわれた目標をしっかりこなさなければならないという責任感が非常に強く、目標を変えるという考えに至らなかったり、勝手に変えてしまっては問題がありますし、また自分がコントロールできるものではないので触らないというケースも考えられます。その時々の状況により臨機応変に目標値を修正することで、最終的に目指す組織の姿の実現に近づけるはずです。

▶▶ 目標値を振り返る適切なタイミングは部署それぞれ

　目標値の振り返りについて、忙しいお仕事の中で半年に 1 回程度行っているという組織が多いと思います。私は、もう少し頻度を上げていくことをお勧めします。ただ、正解はないので、みなさまの業務の年間スケジュールの中にどう組み込むのかを考えていただければよいと思いますが、半年も経ってしまうと目標値を忘れてしまっている例も多いと思います。

　また、私は病院全体で目標の振り返りのタイミングを統一しなくてもよいと思います。最終的な目指す看護部門、病院の姿が達成できればよいので、ある部署は頻度を多くして目標を見返しているという運用でも問題はないと考えています。もし今の頻度の振り返りだと、「目標を忘れてしまうな」「振り返りのタイミングが遅いな」と感じているのであれば、次の BSC 作成のタイミングで、振り返りの期間を短くされはいかがでしょうか。もしそのような取り組みを行ったならば、振り返りのタイミングが長い場合と短い場合でどのように違っていたか、今後どのような目標の振り返りを行っていくのがこの組織にとってよいのかといったことも考えられ、副次的な効果も得られます。

＊

　以上が BSC の運用の手順となります。途中でも記しましたが、必ずしも正しい方法があるわけではなく、場合により手順が前後したりスキップしたりすることもあると思います。最終的なゴールは、目指す組織の姿に到達することですので、常にそのビジョンを念頭に置いたうえで、BSC をどう活用するのがよいのか、みなさまの組織の最適解を模索し続けてください。

10. BSCの活用をイメージできるよう具体的場面を知ろう

　BSCの基本的な考え方、仕組み、活用ポイントについて学びを進めてまいりました。それでは具体的な活用場面を知り、さらにみなさまにとってBSCを活用しやすいツールにイメージできるようにしていきましょう。

ちなみにBSCはどんな組織でも個人単位でも活用することが可能です。基本的な考え方さえ押さえておけば、さまざまな種類の目標を管理する仕組みとしても使い勝手のよいツールです。ここでは【病院全体の戦略設定】【看護部門戦略設定】【病棟の戦略設定】【一人ひとりの目標設定】と4つに分けて学んでいきましょう。

病院全体で戦略を設定する場合の BSC

　病院という大きな組織、もっというと法人として戦略を設定する場合というのは、現実的には経営幹部で作成されることが多いと想像します。そのため看護部のみなさまがその作成過程に積極的に携わるというよりも、作成されたビジョン、戦略について経営会議の場で説明される場面が多いと思います。そのためそもそも作成されているビジョン、戦略を正しく理解するように話を聞くことが大切です。

①BSC の活用目的を確認しよう

　まずはBSCの活用目的を確認しましょう。BSCはビジョンに向かうためという前向きな活用の意味合いもありますが、組織に課題があるため、その問題解決のためのツールとして取り入れる例も多くあります。BSCの活用の意味合いがどこにあるのか、耳を傾けることによって組織が目指す改善の方向性へ足並みを揃えましょう。

②組織のビジョンと BSC 設定期間までの目標を理解しよう

　次にビジョンとBSCの設定期間の目標について、言葉を聞くだけではなく、その言葉の意味を理解するように努めましょう。

　同じような言葉を用いていたとしても、人によりその受け取り方は異なるものです。例えば、「地域の専門病院として確固たる地位を築く」というような文言があったとします。では、「地域」とは、どこまでの範囲の場所を指すのでしょうか？　ある専門病院は日本全国から患者が集まってくるという特性が

あり、また他の専門病院は同じ領域を専門とする病院が近所にあるという特性があるといったように、性格はさまざまです。それぞれの病院がイメージする地域の前提条件は異なるわけです。このように同じ言葉を用いても経営層（BSC の設定者）が考えている言葉と意味合いが異なるケースがありますので、「きっと理解しているとおりだろう」と独り合点せず、確実に言葉の意味を理解することをお勧めします。

▶ **③改善に向けた道筋を理解しよう**

そして、改善に向けた優先順位がどのようになっているかを把握しましょう。複数ある課題のうちすべてが平等に解決できれば、それに越したことはありませんが、忙しい業務の中では、優先順位をつけて改善を行っていった方が効率的に組織改善が可能になることは言うまでもありません。どのような BSC シートを活用されているかにもよりますが、優先順位の高い改善内容がより上位に書かれていることが普通でしょう。戦略マップが丁寧に説明される場合には、その説明の順番に耳を傾けましょう。どのような順番で改善に向けた行動を取ればよいのか分かるはずです。

▶ **④自部署に求められている役割を把握しよう**

最後には、各部署の所属長に向けて説明がされると思うので、それぞれの部署に求められる改善に向けた役割を理解するようにしましょう。改善を担う一員であるという当事者意識を確実に持てるように、どのような役割を求められているか理解し、スタッフにそれを説明できるようにしましょう。

▶ **⑤分からなかったら質問しよう**

そして、あえて書くべきことでもないかもしれませんが、ご自身が分からないと思ったことは、勇気を持って質問してください。経営幹部の説明する言葉に聞きなれない表現がある場合も少なくないと思います。質問は恥ずかしいことではなく、管理職であるみなさまが理解されていないとスタッフに伝達することは困難です。尋ねにくい雰囲気があれば、経営会議の場ではなく、終了後にこっそりと質問してもよいと思います。よりよい経営改善という目的意識を持って、改善に向けた準備を行いましょう。

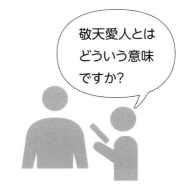

敬天愛人とはどういう意味ですか？

看護部門で戦略を設定する場合の BSC

では、看護部門としての BSC の設定について考えてみましょう。看護管理部門として看護部長、看護副部長という役割の方がおられると思いますが、その管理部門のみなさまが戦略を設定すると想定して話を進めていきます。

①BSC の理解度合いを確認しよう

看護部門として BSC を作成するに当たり、まずは BSC という仕組みをどの程度理解しているのか確認しましょう。作成者が BSC に精通しているのか、初めて作成するのかによって作成終了時期から内容の質も異なってくるはずです。場合によっては複数人で作成する可能性もあると思いますので、まずは取り組みにあたり、正しく理解ができているかを確認するようにしましょう。私個人としては、看護師は独学で BSC を学んだ方が少なくない印象を持っています。理解が異なる場合の方が多いかもしれません。理解度合いを確認し、BSC の理解の程度をそろえたら次のステップに進んでください。

②BSC をどう看護部内で展開させるのかを決める

BSCを看護部として作成するにあたり、管理職者だけでBSCに取り組んでいる医療機関もあれば、病棟などの部署に落とし込み、さらに個人レベルに落とし込んで目標管理に活かしている医療機関もあります。みなさまの組織では、BSC をどのように展開させていくことを想定していますでしょうか？　BSC 導入が初めてであれば、まずは看護部門だけで試しに行ってみるという選択もありだと思います。もし組織内に広く展開させていくのであれば、看護管理部門に BSC の進捗や相談を受けるための BSC 担当者を決めておくことで、より運用しやすくなると思います。もちろん看護部長が担ってもよいでしょう。

③看護部としてのビジョン・今年度の看護部門の目標を見直す

BSC は、ビジョンと BSC 設定期間の目標が重要です。長年、看護部の目標を見直していない病院もあると思いますが、時流に即した言葉になっているでしょうか？　病院のあり方が年々速いスピードで大きく変わりつつある時代において、今の職員の胸に届く言葉が使われているでしょうか？　先に、ひとことメモ「不易流行」（p.52）でも書いたとおり、いつの時代も看護師としての信念は変わらないと思いますが、その表現としての文言は、時代と共に今の職

員の耳に届く言葉に変化させていってもよいと思います。「入職時からの言葉でとても思い入れがある」ということもあると思いますが、ビジョンや目標を掲げる目的である「全職員が目指すべき方向に向き合うことが出来るための言葉」となっているかどうか確認することをお勧めします。

▶ **④戦略マップからそれぞれの部署に求めたい役割を明らかにする**

　目指すビジョン・目標から落とし込まれた戦略マップを作成すると、たくさんある病棟などの部署に求めたい改善内容が見えてくると思います。それぞれの部門に求めたい役割は、具体的にしておきましょう。そうすることで、どのように改善に向けた指示を出すべきかが明確になるはずですし、部署ごとに求められている役割が共有されている方が、各部署のモチベーションは上がりやすくなります。

　ここで、組織が改善に向けて自走していくためのポイントをお伝えします。それぞれの部署に求めたい役割を伝える際に、その具体的な役割の抽象度合いを変化させることで、部署の学習効果を高めることが期待できます。例えば、それぞれの伝え方で部署にどんな変化が起こると想像しますか？

> A「認知症患者さんの身体拘束の割合を 30%に引き下げるように」
> B「認知症患者さんの身体拘束の割合を全体で 30%にしたいから、そのために 15 日以上入院している高度急性期を終えた患者さんの拘束率について、まず 30%以下に抑えるように」
> C「認知症患者さんの身体拘束の割合を 30%に引き下げるために、身体拘束を行っている人の一覧を出し、どのような拘束をなぜ行っているのか理由を探りましょう。そしてその中から解除できそうな人を一緒に探していきましょう」

　AからCに下がるにつれ、丁寧な説明になっています。丁寧に説明すればするほど、「指示されたことを行う人」が育成され、「身体拘束を 30%にするためにどういう試行錯誤を行えばよいのか」という考える力が育ちにくくなりま

す。ただ、考える力が備わっていない段階でAの言葉をかけてしまうと、突き放されているように思われてしまうかもしれません。

　さじ加減が非常に難しいのですが、その部署毎の管理職の人となりやリーダーとしての資質・能力により、どのような言葉を掛けたらより組織としての成長につながるか意識したいところです。

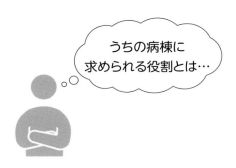

うちの病棟に
求められる役割とは…

▶ ⑤BSCの振り返り頻度と振り返り方を決める

　BSCを運用するうえでは、振り返りを行わなければ改善が継続されません。忙しい業務の合間に行う作業ですので、看護管理部門の負担がどの程度になるか配慮する必要があるでしょう。

　後で示す「病棟で戦略を設定する場合のBSC」も同様に、BSCの運用途中に行う振り返りは、なるべくシンプルで時間をかけないようにすることが鉄則です。具体的な数値等と共に「うまくいったこと」「こうすればよりいまくいくこと（改善点）」の2点を押さえていれば、長文で振り返る必要はありません。振り返りはシンプルに行うという意図を伝えたうえで、わざとBSCシートの振り返りを書く場所を小さくすると運用しやすいと思います。ただ、振り返りの度に内容が同じものが続かないように注意しましょう。

　頻度はBSCの運用を始めたばかりであればなるべく多く、1年に4回以上（3か月に1回）行えるとよいでしょう。半年に1回の運用では忘れてしまうということであれば、少し頻度を高めて挑戦してみましょう。

▶▶ 病棟で戦略を設定する場合のBSC

　さて、病棟で行うBSCの運用を考えていきましょう。実際には、看護部門

が発信せずに病棟独自で運用するケースは少ないと思うので、看護部門が BSC の運用について発信し、その後病棟に課題が託されたことを想定して記します。

▶ **①看護部門のビジョンを理解し、自部署の求められている役割から目標を設定する**

　おそらく、師長会などで看護管理部門から BSC の説明がなされると思います。先に病院全体で戦略を設定した場合にお伝えしたとおり、そもそも病棟が所属する看護部門が、どのような組織を目指しているのかを理解するように努めましょう。その上で、自部署に求められている役割を聞き出すようにします。

　急性期一般病棟の場合には、「急性期度合いの高い患者さんを受け入れていく」「急性期が終了したら直ちに回復期病棟に転棟を促す」というようにある程度わかりやすいと思います。例えば、地域包括ケア病棟のようにポストアキュート（急性期を過ぎた患者さんを受け入れる機能）やサブアキュート（在宅医療を受けていた患者さんが状態が悪化した際に受け入れる機能）といったたくさんの機能を担い、その担う機能自体が施設基準になっている病棟の場合には、より求められる役割を明確化させていく必要があると思います。地域包括ケア病棟を例にとり、どんな病棟運営を求められているのか理解することの大切さを具体的に説明しましょう。

　地域包括ケア病棟の現行制度は**図表3-7**のとおりです。地域包括ケア病棟の施設基準には複数あることが分かります。現行制度では地域包括ケア病棟は、先に述べたポストアキュート・サブアキュートもいずれの機能も求められています。そのため、自院がそもそもどちらの機能が強いのか、注意すべき施設基準は何かという共通理解がないと、病棟運営ということばかりか、大前提となる地域包括ケア病棟入院料そのものの算定ができないことにつながります。

図表 3-7　2022年度診療報酬改定：地域包括ケア病棟

地域包括ケア病棟入院料に係る施設基準

	入院料1	管理料1	入院料2	管理料2	入院料3	管理料3	入院料4	管理料4
看護職員	13対1以上（7割以上が看護師）							
リハビリ専門職	病棟又は病室を有する病棟に常勤の理学療法士、作業療法士又は言語聴覚士を1名以上配置							
リハビリテーション実施	リハビリテーションを提供する患者については1日平均2単位以上提供していること							
意思決定支援の指針	適切な意思決定支援に係る指針を定めていること							
救急の実施	一般病床において届け出る場合には、第二次救急医療機関又は救急病院等を定める省令に基づく認定された救急病院であること（ただし、200床未満の場合は救急外来を設置していること又は24時間の救急医療提供を行っていることで要件を満たす。）							
届出単位	病棟	病室	病棟	病室	病棟	病室	病棟	病室
許可病床数200床未満	○	—	○	—	○	—	—	○
室面積	6.4平方メートル以上				—			

	入院料1	管理料1	入院料2	管理料2	入院料3	管理料3	入院料4	管理料4
重症患者割合	重症度、医療・看護必要度Ⅰ 12％以上又は重症度、医療・看護必要度Ⅱ 8％以上							
自院の一般病棟から転棟した患者割合	—		6割未満（許可病床数200床以上の場合）（満たさない場合85/100に減算）		—		6割未満（許可病床数200床以上の場合）（満たさない場合85/100に減算）	—

	入院料1	管理料1	入院料2	管理料2	入院料3	管理料3	入院料4	管理料4
自宅等から入棟した患者割合	2割以上（管理料の場合、10床未満は3月で8人以上）		いずれか1つ以上（満たさない場合90/100に減算）（「在宅医療等の実績」については6つのうち1つ以上を満たせばよい）		2割以上（管理料の場合、10床未満は3月で8人以上）		いずれか1つ以上（満たさない場合90/100に減算）（「在宅医療等の実績」については6つのうち1つ以上を満たせばよい）	
自宅等からの緊急患者の受入	3月で9人以上				3月で9人以上			
在宅医療等の実績	○（2つ以上）				○（2つ以上）			

	入院料1	管理料1	入院料2	管理料2	入院料3	管理料3	入院料4	管理料4
在宅復帰率	7割2分5厘以上				7割以上（満たさない場合90/100に減算）			
入退院支援部門等	入退院支援及び地域連携業務を担う部門が設置されていること　入院料及び管理料の1・2については入退院支援加算1を届け出ていること（許可病床数100床以上の場合）（満たさない場合90/100に減算）							

	入院料1	管理料1	入院料2	管理料2	入院料3	管理料3	入院料4	管理料4
点数（生活療養）	2,809点（2,794点）		2,620点（2,605点）		2,285点（2,270点）		2,076点（2,060点）	

・療養病床については95/100の点数を算定する。ただし、救急告示／自宅等から入棟した患者割合が6割以上／自宅等からの緊急患者受け入れ3月で30人以上のいずれかを満たす場合は100/100

在宅医療等の実績

① 当該保険医療機関において在宅患者訪問診療料（I）及び（II）の算定回数が直近3か月間で30回以上であること。
② 当該保険医療機関において在宅患者訪問看護・指導料、同一建物居住者訪問看護・指導料又は精神科訪問看護・指導料Iの算定回数が直近3か月間で60回以上であること。
③ 同一敷地内又は隣接する敷地内に位置する訪問看護ステーションにおいて訪問看護基本療養費又は精神科訪問看護基本療養費の算定回数が直近3か月間で300回以上であること。
④ 当該保険医療機関において在宅患者訪問リハビリテーション指導管理料の算定回数が直近3か月間で30回以上であること。
⑤ 同一敷地内又は隣接する敷地内に位置する事業所が、訪問介護、訪問看護、訪問リハビリテーション、介護予防訪問看護又は介護予防訪問リハビリテーションの提供実績を有していること。
⑥ 当該保険医療機関において退院時共同指導料2及び外来在宅共同指導料1の算定回数が直近3か月間で6回以上であること。

※ 2022年3月4日令和4年度診療報酬改定告示・通知資料

　さらに、地域包括ケア病棟の場合には入棟する前の属性に応じて初期加算が異なります（**図表3-8**）。この初期加算は14日間連続して算定されるものになりますので、積み上げると金額として大きな違いになります。例えば、地域包括ケア病棟として売上を上げていくのであれば、在宅系からの直接入院を積極的に受け入れていく方が効率的だということになります。

図表3-8 地域包括ケア病棟の初期加算

入棟元の属性			初期加算 （14日まで）	14日間の積み上げ点数 比較シミュレーション
				2022年度 新制度
在宅	老人保健施設		**500点**	7,000点
	自宅・その他施設		**400点**	5,600点
急性期病棟	他院の一般病棟	自院400床未満	**250点**	3,500点
		自院400床以上	**150点**	2,100点
	自院の一般病棟	自院400床未満	**125点**	1,750点
		自院400床以上	**50点**	700点

※ 2022年3月4日令和4年度診療報酬改定告示・通知資料から筆者作成

　また、回復期リハビリテーション病棟も、急性期が終了した患者を受け入れリハビリを行う病棟ですが、受け入れる疾患が限定されるという特徴があります。現行制度上の施設基準を**図表3-9**に示しますが、こちらも急性期からの受け入れをできる限り早期に行わないと、入棟時の重症割合が満たないことになりかねません。

図表 3-9 2022年度診療報酬改定：回復期リハビリテーション病棟

	入院料 1	入院料 2	入院料 3	入院料 4	入院料 5（※ 1）
医師	専任常勤 1 名以上				
看護職員	13 対 1 以上（7 割以上が看護師）		15 対 1 以上（4 割以上が看護師）		
看護補助者	30 対 1 以上				
リハビリ専門職	専従常勤の PT3 名以上、OT 2 名以上、ST 1 名以上		専従常勤の PT 2 名以上、OT 1 名以上		
社会福祉士	専任常勤 1 名以上		―		
管理栄養士	専任常勤 1 名	専任常勤 1 名の配置が望ましい			

	入院料 1	入院料 2	入院料 3	入院料 4	入院料 5
第三者評価	受けていることが望ましい	―	受けていることが望ましい	―	―
リハビリテーション実績指数等の院内掲示等による公開	○				
データ提出加算の届出	○				○
休日リハビリテーション	○				
新規入院患者のうちの、重症の患者の割合	3 割以上 → 4 割以上		2 割以上 → 3 割以上		―
入院時に重症であった患者における退院時の日常生活機能評価（) 内は FIM 総得点	3 割以上が 4 点（16 点）以上改善		3 割以上が 3 点（12 点）以上改善		―
自宅等に退院する割合	7 割以上				―
リハビリテーション実績指数	40 以上	―	35 以上	―	―
点数 () 内は生活療養を受ける場合	2,129 点（2,115 点）	2,066 点（2,051 点）	1,899 点（1,884 点）	1,841 点（1,827 点）	1,678 点（1,664 点）

※ 1：入院料 5 については、届出から 2 年間に限り届け出ることができる。
なお、令和 4 年 3 月 31 日時点において、回復期リハビリテーション病棟入院料 5 又は 6 の届出を行っている病棟については、1 年間、改定前の医師診療報酬点数表により回復期リハビリテーション病棟入院料 5 又は 6 を算定し、その後 1 年間、新入院料 5 を算定することができる。

※ 2022 年 3 月 4 日令和 4 年度診療報酬改定告示・通知資料から

つまり、どういう役割があるか理解するためには、病棟の制度を理解することが大前提です。これは急性期一般病棟でも同様です。所属する部署の施設基準がどのようになっているか押さえた上で、役割を理解するように努めましょう。

▶ ②具体的な成功要因と評価指標を考える

病棟運営をするにあたり、求められる機能を満たすためには、どのような成功要因と評価指標があるかを考えましょう。この指標をどのように決めるかにより、スタッフのモチベーションを左右することにもなると思います。

以下に紹介するのは、看護部門のみなさまの中でも、あまり得意でないと語る方の多い、「財務の視点」から看護の質と関係のある項目です。

・認知症ケア加算1〜3
・せん妄ハイリスク患者ケア加算
・摂食機能療法（摂食嚥下機能回復体制加算1〜3）
・排尿自立指導料、外来排尿自立指導料
・在宅療養指導料
・退院時リハビリテーション指導料
・介護支援等連携指導料
・入退院支援加算1〜3（総合機能評価加算、入院時支援加算）
・退院時共同指導料（多機関共同指導加算）
・透析時運動指導等加算　等

　これらは看護師のみなさまが実施されたケアが収入に直結するものです。看護師のみなさまが看護のプロとして日々行われているケアについて、診療報酬上で評価されるものが増えてきています。私は看護師のみなさまの技術はもっと診療報酬上で評価されるべきだと思います。収入になるものなので、証拠となる実施記録等が必要となりますが、ある程度簡略化することで算定件数を伸ばしている病院は多々あります。お金につながるというよりも、みなさまがしっかりケアを行っていることを示す証にもなりますので、ぜひ、具体的な評価指標として診療報酬上で認められている加算を挙げていただきたいと思います。

　なお、上記加算については出来高算定ができない入院料もあります。また、他にも算定のできる加算はあります。一度、医事課のみなさまと一緒に確認してもよいでしょう。

▶ **③振り返りの頻度は独自でも OK**

　振り返りの頻度については、自部署で考えてもよいでしょう。部署により忙しさも異なると思いますので、部署の事情に合わせて設定しましょう。ただし、この振り返りの頻度は、看護管理部門と共有することを忘れないようにします。

▶▶ 組織の BSC に基づいて個人の BSC に落とし込む方法

　最後に、組織として設定した BSC を個人に落とし込むことで、組織の改善がより確実に行われやすくなる方法についてお伝えします。

▶ ①組織のビジョン・目標と個人のビジョンを合わせる

　個人で BSC を活用する際にも、ビジョンと目標の確認は欠かせません。ただ個人の場合には、より行動変容を促しやすくなるように個人が看護師として・組織員として目指したい姿と組織のビジョン・目標が重なる部分を意識できるとよりよいでしょう。自分は自分、組織は組織ではなく、組織と自分をつなげるものを見つけ出すということです。個人作業でできなければ、職場の先輩や所属長である師長が面談を通して一緒にビジョンをつなげる作業を行ってみましょう。こうすることにより、個人目標が達成しやすくなります。

▶ ②個人の成功要因と評価指標を考える

　所属する組織の目標から、落とし込まれた個人の目標を具体的に設定しましょう。目標設定に慣れていないと具体的な数値設定を行うことに難しさを感じるかもしれません。また、質的な内容については、数値目標を設定しにくいという方も少なくないと思います。その場合、ゴールを 100％達成とし、どのような状態だと 25％、50％、75％達成になるのかと大体の達成イメージを共有した上で、今の進捗度合いを％で表現するとよいでしょう。

　この％の評価指標は組織の評価でも活用できますが、組織の評価指標はなるべく具体的な数値を設定するように努めましょう。

▶ ③振り返りの頻度は個人個人異なっていても OK

　こちらも部署ごとの振り返りと同様で、個人個人のよいタイミングで行うことで大丈夫です。振り返りのタイミングの回数をこなすことが目的ではなく、振り返りを行うことで確実な改善を促すことが目的であることを忘れないようにします。

➡ 11. 運用方法は組織によって自由でよし！ ただし、その方法は適宜見直そう

BSC の大事な目的である、「組織があるべき姿に向けて課題を把握し改善していく」ということが達成できるのであれば、BSC の形は問いません。みなさまの自由にやり方を工夫されるとよいと思います。なるべく新人さんにも伝わりやすいような表現で、誰でも理解しやすい運用方法になるように工夫ができると、なおよいでしょう。

しかし、BSC の使い方はどんな形でもよいのですが、その運用方法が効果的かどうかということはしっかり振り返り、運用そのものを改善していく意識も大切です。よく BSC が形骸化しているというお話を伺います。先にもそのような事例を取り上げていますが、形骸化していることを放置せずに、運用方法は適宜見直しをしていきましょう。そうすることで、さらに BSC が組織の中で進化を遂げていくはずです。

📁 引用・参考文献 ────────────────
1）令和 3 年度 医療施設経営安定化推進事業 病院経営管理指標及び医療施設における未収金の実態に関する調査研究 p.63
https://www.mhlw.go.jp/content/10800000/r3_shihyou.pdf

第4章

戦略を立てても実践されない？
BSC の落とし穴

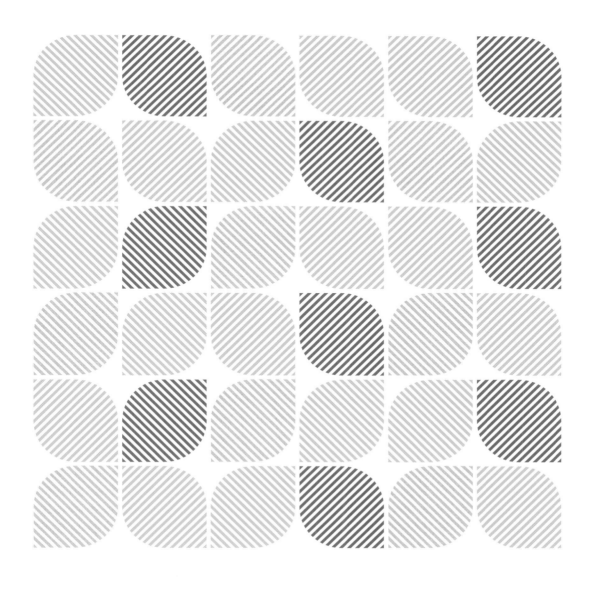

4 戦略を立てても実践されない？ BSCの落とし穴

1.BSCは実行しないと意味がないけど…

作成して運用法まで定めても目標が達成できない

　案外、作って満足してしまうのがBSC。シートができ上がるとうっとりと眺めるか、「やっと終わった…さあ業務に戻ろう」となってしまうこともあろうと思います。2章でお伝えしたPDCAサイクルの概念が抜けてしまうことがあるのです。

　BSCを立てること自体は、時間がかかったとしても無事に作成を終えられる方がほとんどだと思います。新規でなければ昨年度のものを参考に作ったり、新規で作るのであれば、他の病院の事例としてWebページを検索するなどして、それらを参考に作りさえすれば、ある程度の体裁を整えることができるためです。

　例えば、BSCを看護部として作成したならば、看護部門の管理職である師長さんたちに師長会などを通じて伝え、その後部署ごとに作成を促し、でき上がったら師長さんたちが部署の職員に伝えて、医療機関によってはそれを個人目標に落とし込んでいく…と言った形で運用の流れを作られているところが多いと思います。

　しかし、このように運用の流れを作っていても、そしてその流れのとおりに行っても目標が果たされないことがあるのがBSCの難しさです。この章では実際に起こったケースをご紹介しながら、なぜそのような状況が起きてしまうのか考え進めていきましょう。ここで取り上げるケースを職員のみなさまとの勉強会でケースワークとして取り上げ、自分たちの職場でBSCを進めるに当たり気を付けるべきことを共有するために活用することをお勧めします。
※ここで取り上げるケースは特定を避けるため、実際のケースを加工しています。

→ 2. BSCが機能しない病院のケースから考えよう

▶▶ ケース①「私は言われた通りに従っているだけです」

　地方都市にある 300 床程のケアミックス病院（急性期病棟、地域包括ケア病棟、慢性期病棟を有する）のお話です。この病院では数年前から BSC を看護部の目標管理するツールとして活用しています。

　この年に初めて急性期の病棟師長になった A さん。A さんは非常に真面目な性格で、勉強熱心で向上心があることが看護部長から評価され、主任から師長に抜擢されたのでした。

　A さんは前任の師長さんとの関係性が悪いとまではいきませんが、決して円満という訳ではありませんでした。前任の師長さんは副師長さんを師長に推薦していたのですが、副師長さんの年齢が若いということもあり、看護部長は副師長さんよりも年齢が上である A さんを新師長としました。

　さて、A さんが師長になるに当たり、前任の師長さんは定年で退職することが決まっていたので師長が交代してからのサポートが困難な状況であることが分かっていたにもかかわらず、十分な引き継ぎがなかったようです（2 月で退職した前師長さんはすっかり失念してしまっていたとのこと）。そんな状況の中で、看護部長は A さんに BSC の設定を指示したのでした。

　A さん「看護部で BSC を取り入れていることは知っていました。個人の目標設定もそれに応じて何となくやっていた感じだったので…。でも作成をするのは初めてなので他の師長さんたちにも話を聞いて、昨年のものを参考にすることにしました」

他の師長さんもほぼ昨年と同じものを使っているらしいという情報を得たAさん。特に疑問を持つこともなく、昨年度のBSCを年度を変えて提出したのでした。

　ところが！　看護部長から呼び出しがあります。

看護部長「これはAさんが作ったものなの？　まるまる去年と同じじゃない。他の師長さんにはちゃんと聞いた？　そもそも今までのBSCがどういう経緯で作られていたのか今までの師長さんに聞いてなかったの？」。看護部長の思いもかけない言葉に、Aさんは何も言えなかったそうです。

　Aさんは疲れた顔でこう話してくれました。「私は看護師として一生懸命働いてきました。自分に課せられた役割もしっかりこなしていたと思います。専門職としての研鑽も積んできました。でもちゃんと指導もされていないのに、経験年数が長いからと言ってBSCのようなマネジメントに関わるお仕事を突然やれと言われてもできませんよ。しかも他の師長さんからは『去年のを参考にしたらいいのでは？私もそうした』と言われて、言われたとおりに書いただけなのですよ。この病棟には他にも課題がたくさんあって、ただでさえ忙しいのに…。急性期病棟なのですからほかの病棟とも異なり日々業務をこなすだけで精一杯なのです。私の何がいけなかったのか、私にはさっぱりわかりません」

何がいけないのか
さっぱりわかりません

このケースを読んで、どのような感想を持ちましたか？　これは、師長さんからいただくBSCに関連するご相談事として多いケースですので、まずご紹介いたしました。

　このケースにおいて考えたいことは、次の2点です。

・何が問題だったのか？
・このような問題が起こらないようにするためには、どうしたらよいのか？

　3章でも触れたとおり、BSC自体の概念は不変ですが、その運用方法は医療機関により無数にあります。そのため、例えば公開セミナーなどでBSCに関する勉強会に参加したとしても、実際にどう取り入れていくかは医療機関に合わせて考えていくべきものです。このケースではすでにBSCが採用されていたのですから、この病院のBSCの成り立ちやルールを学んでおくことが大前提となるはずです。

　みなさまの医療機関では、師長さんたち管理職のみなさまに対する教育はどのように行っていますか？　「私の病院では外部研修（例えば認定看護管理者研修など）で行っています」という答えをいただくこともありますが、その組織でどんな管理職を育てていきたいか、管理職にどういう志を持ち、どういうスキルを取得してその能力を発揮してもらいたいかというビジョンは、最終的にはその組織で作られるべきものと考えます。

　新型コロナの影響もあり、いまだ、なかなか集団研修に踏み切れない医療機関もあるかもしれませんが、このような管理職者に対する研修にしっかり力を入れている医療機関では、BSCが確実に回っている印象があります。自分たちの組織のBSCが何を意味していて、どのように戦略に紐づいていて、それがこれまでもこれからも継続してくという全体像がイメージできるからです。第5章では個別事例を紹介してもらいますが、その中でもあるように組織とBSC、日々の業務を物語としてつなげられるような運用を意識されるとよいと思います。

ケース② 「勝手に目標が作られたんだけど…（無理です）」

　　住宅街を歩いていると突然現れる 200 床未満（回復期、慢性期）の病院のお話です。この病院では、今年から経営企画室主導で BSC を院内全体で取り入れることになりました。その理由は、この病院の経営が健全な状態ではないため、院内全体でその状況を周知すると共に医療従事者を巻き込んで改善をしていく必要があると経営企画室が判断したためです。

　　年度初めに、経営企画室から経営方針と BSC についての説明がなされました。大変緊張感のある会だったとのことですが、この説明を聞いていた病棟師長 B さん（地域包括ケア病棟）はこう言います。

B さん「うちの病院の経営状況が大変であることは知っていました。今回数値で説明されたのでかなり現実的にマズい状態であるということを理解しました。でも…勝手に経営企画室から決められた目標に納得がいきません。この病院の中で最も単価の高い病棟だからと、看護師が出来高算定できる摂食機能療法や認知症ケア加算における身体拘束割合についてなど、慢性期病棟に比べてたくさんの目標値が出されました。今までまったく取り組んでこなかったわけではありませんし、これまでの努力を否定された気がしています。正直、今でも忙しいのに、この忙しい中でもっと頑張れと言われても…息切れしそうです」

　　半年後、1 年後と BSC の振り返りが行われましたが、残念ながら経営改善には至らずという結果でした。追い打ちを掛けるように職員には退職者が増えており、ますます経営状態は厳しくなっています。経営企画室のみなさまはうつむき加減でこう話しました。

経営企画室「年初に説明会を行ったので、病院の危機的状況はしっかり伝えることができたと思います。危機感を持った職員は多かった様子も伺えました。ただ…そもそも目標値を設定をして改善を行う風土が無かったことから、部署にお願いしても目標値が上がってこなかったため経営企画室が目標値を決めていたのですが、それなのに現場がまったく動いてくれなくて…各部署と面談を重ねたのですが『なぜできないのか』ということを話されるだけで、前向きな『どうしたらよいのか』という話ができませんでした。これから私たちはどうすればよいのかと途方に暮れています…」

　経営企画室の苦悩はまだまだ続きそうです。

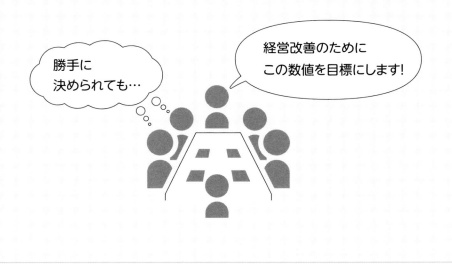

　このケースを読まれて、どのような感想を持ちましたか？　BSC の導入に悩む医療機関の事務方から、このケースのような状況に頭を抱えているお話を伺うことがあります。では、みなさまに 2 つ質問です。

・なぜこの病院では BSC が上手く機能しなかったのか？

・危機感を共有しても改善には結びつかなかったが、どうしたらよかったのか？

　多職種の専門職者が集まる医療機関において、改善のイニシアティブ（先導・主導権）を握るのは簡単なことではありません。専門職には専門職それぞれの矜持があり、お互いにその役割を尊敬しあえている場合には、お互いに声を掛けながら協働し合えるため、よりよい関係性のもと改善行動に結びつきやすいものですが、その関係性作りに失敗してしまうと、上記のようなケースが起こりがちです。

　第1章で、ダニエル・キムの成功循環モデルのお話をしました（**p.27**）。その図を振り返ってみましょう（**図表4-1**）。このケースは、結果的に成功循環モデルで表現するところの「結果の質」に重きを置いてしまったために悪循環を招いてしまったと言えるでしょう。悪循環の流れを詳しく解説していきます。

図表 4-1 ダニエル・キムの成功循環モデル

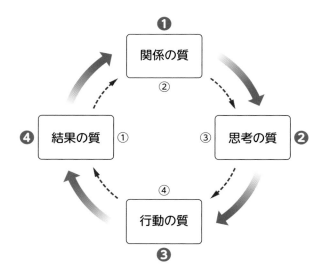

バッドサイクル＝①②③④
グッドサイクル＝❶❷❸❹

1. バッドサイクルでは結果の質に重きを置くため、批判や押し付け、受け身になり失敗を回避し消極的になっていくために行動が伴わず、結果が悪くなる（例：数値のみの押し付け）

2. グッドサイクルは関係の質に重きを置くため、お互いに尊重し対話を行うことで良い気付きやアイデアが生まれ、助け合いが伴う行動を取ることが出来、よい結果に結びつき、さらに関係性が高まる。（例：話し合いができる環境を整える＝役割の明確化を含む）

結果の質を押しつけて関係性の質をおろそかにしていませんか?

　この病院で働くそれぞれの職種の方は決して怠けていたわけではなく、それぞれが日々一生懸命にお仕事をしていたはずです。それでも経営状態が悪くなってしまったのは組織として戦略が間違っていたためなので、BSCを活用するという選択肢自体は悪くありません。ただし、その導入方法に問題があったのではないかと考えます。

　つまり説明会の中で、「こんなに経営状態が悪化している」というネガティブな結果を伝えることで「がんばらないといけない」という気持ちを経営企画室は奮い立たせようと計画していたのですが、その意図が伝わらず、このメッセージが「これまで職員たちが行ってきたことはNGである」という職員たち自体を否定する意味合いに取られてしまったということが問題だったのです。職員の努力に寄り添い、職員の努力の方向性を整えることで病院全体を改善していくという意味には受け取られず、「この数値を達成しないとダメである」と数値を押し付けられた形になってしまい、失敗を回避するため「できない理由」を考えるという否定的な思考回路に突入してしまい、当然行動も伴わず、改善が上手く進まなかったのでしょう。先に成功循環モデルのお話をしましたが、実際にケースに当てはめて考えてみると、概念が血肉をもったものになってより理解が深まるのではないでしょうか。

　さて、上記が失敗の原因だということは、まず関係性の質にフォーカスする必要があります。どうしたら「この病院をよりよくしていこう」と思える関係性が築けると思いますか？　それは単に危機感を共有することではなく、「それぞれの職種で改善できることは何だろう」と「どうしたらできるのか」を検討していくことです。具体的には、目指すべき方向性を実現させるためにそれぞれの職種が押しつけ合うのではなく、それぞれの職種がどう歩み寄ることができるのかを検討することです。

　お客様とお話をすると、改善と聞くと「仕事が増える」イメージを持つ方が多いようです。仕事が増えることに抵抗するのは当たり前の反応です。そしてどこの職場でも、限られた時間と職員数という条件のなかで、時間と人というリソースをできる限り効率的に現在の業務に割り振っているはずです。そうした事情を勘案せずに、単純にさらに業務を追加することに対しては、なんらかの反発があっても不思議ではありません。ということは、改善を進める際には必ず「業務の効率化」の視点が必要になります。逆に言うと、この視点なしに

は職種間の歩み寄りは実現しないと思います。

　どうすれば業務を効率化できるのかご存じでない方もいると思います。簡単に効率化を考えるためのフレームワークである、ECRSの4原則（**図表 4-2**）を紹介します。

図表 4-2 ECRS（イクルス）の4原則

●排除（Eliminate）：なくすことができる業務はないか？

●結合（Combine）：業務を1つにまとめられないか？
　　　　　　　　　　（反対に、分離できないか）

●交換・組み替える：業務の順序や場所などを入れ替えることで、
　（Rearrange）　　効率が向上しないか？

●簡素化（Simplify）：業務をより単純化できないか？

　これは、もともと製造業の現場で用いられてきた手法ですが、サービス業などさまざまな業種でも広く改善に活用することが出来る視点として取り入れられてきています。業務の効率化を考えるのに煮詰まって思考停止状態に陥った時に、コーヒーブレイクをしながらこの4原則に立ち返ってみてください。

　結果の質を強調しすぎると結果が伴わない。ならば関係性を高める必要があるが、改善となると仕事が増えるというマイナスイメージを持つ方が多いことから、業務効率化の視点を取り入れつつお互いの職種を尊重し、どうしたら助け合える組織ができるかということをBSCの中に組み込むことは、上記のようなケースを防ぐために重要な視点だと考えます。

▶▶ ケース③「掲示もして毎日唱和して…意識できるようにしたのに！」

　日本の南の方にある300床規模の病院（高度急性期、一般急性期病棟を有する）のお話です。この病院の内科病棟で働く看護師長Cさんは看護学校卒業から働き続けており、この病院に対する愛情は誰にも負けないと常日頃から周囲の職員に伝えていました。

　この病院の看護部ではBSCを採用しています。Cさんの悩みは「毎年同じ目標を立てているのに達成ができない」ということ。特に認知症ケア加算における身体拘束割合はここ数年6割くらいであり、全国平均は3割（p117、図表4-3参照）、しかも西日本の方が身体拘束割合が低い状況を考えると、それと比較して非常に高い状態が続いていることを嘆いていました。

　今年度のBSCにも、患者の尊厳を大切にする内科病棟として「認知症患者における身体拘束割合を下げよう」と目標となる指標を掲げました。そしてこの病棟の目指すビジョンと共に目標について共有できるよう、病棟にある休憩室に入ってすぐ目につく場所に掲示し、さらに、毎日朝のカンファレンスが始まる際にその日に勤務する病棟職員で唱和することにしました。そうすることで病棟職員が意識できるようにするためです。

　Cさん「認知症患者さんの身体拘束は、意識をしないと『看護職員側がケアする上で楽だから』という視点になって身体拘束をついついしてしまうものです。ですので、病棟職員が常に意識できるような環境を整えることが重要だと考えました」

たしかに、唱和を始めた最初は職員が身体拘束をなるべくしないようにしようとする動きが見られたようです。認知症の患者さんを今まで以上に注意して観察している様子を確認したり、拘束をしなくても問題行動を起こさないことに気が付いたという職員の声も上がったりしたそうです。事実、身体拘束割合は5割かそれを下回る月も出てきました。

　ところが！　しばらくすると身体拘束割合が6割に戻ってきました。唱和を継続していたのは変わりません。その効果が薄まってしまったのです。

Ｃさん「唱和を行うことで職員の意識を高めることに成功していました。事実、数値にも現れていたので、そう評価できると思います。しかし最近は唱和がその機能を果たさなくなってきたのでしょうか…。意識を高められたことは事実なので、改善が継続できないのはそれぞれの職員の問題になるはずです。私は意識が高まるような環境を作ることに成功しているわけです。意識の低い職員が多くて困ってしまいますね…」

　Ｃさんの憤りは、改善がうまくいかない原因だと思っている職員に向かい、その後、Ｃさんが職員に対する接し方が少し強くなっているようです。

病棟理念
その1！

その1

その1

　このケースを読まれて、どのような感想を持ちましたか？　実際、BSCが形骸化してしまっているというご相談も多くいただくところです。みなさまに2つ質問です。

・このケースでは、最初は改善していたのが継続できなかった。なぜそのようなことが起こったのか？
・改善を継続するために、どのように働きかけるべきか？

　Cさんの素晴らしいところは、改善するに当たり職員が意識できるような環境を考え、実行に移したことです。現場レベルで意識ができなければ日々の業務改善にはつながりません。読者のみなさまの中にも、目標が掲示されたり唱和をする組織で働いたり、また目標の掲示や唱和するように組織の仕組みを変えたという経験のある方もおられると思います。しかし、Cさんの病棟ではその改善を習慣化するまでには至りませんでした。同じような経験をされた方もいるのではないでしょうか？　このケースにおける形骸化の要因は何でしょうか？　私は、その目的が途中で変化してしまったためではないかと考えます。

　改善に取り組み始めた当初は、「意識することで認知症患者さんに身体拘束はなるべくしないようにしよう」と考え、そのためにはどうしたらよいか職員同士で声を掛け合いながら取り組んでいたため、改善が結果に表れていました。つまり、目的が改善だったのです。ところが、徐々に掲示物がただの風景になり、唱和がただの文字の集まりを発するだけになってしまったことで、掲示物や唱和が改善に意味のないものになってしまったようです。つまり、目的が掲示することと唱和することに変化したということです。改善する内容を意識させるということに力を注いでいたCさんでしたが、目的が変容したために起こった事象と言えます。

　Cさんは憤っていますが、意識させることが師長というリーダーの役割ではなく、改善という目的に導くのがリーダーの役割です。では、改善の意識を継続させるためにはどんな工夫が考えられたでしょうか。

　そもそも、最初の時点で改善ができているのですから、改善できる力を持っているチームなのです。改善ができることは当たり前のことではありません。改善するにはいつもと違う行動が必要ですから、職員の方は何かしらの工夫を

して努力をされたはずです。改善して「よかったな」と安心するのではなく、まず改善したことを病棟職員全員で認め、努力を称えることが大切ではないでしょうか。そして改善を確認した時点で、今までとはどう行動を変えたことで結果が変わったのか検証する、見直すことが重要であると考えます。そして、同じく重要なのはこのタイミングを逸してはいけないということです。

▶ BSCを見直すタイミング

みなさまは、BSCの見直しタイミングはどのように設定していますか？半年に1回としているところが多いと思います。何か環境変化があった際には目標の再設定をされていると思いますが、この見直しを行うタイミングに注目しているところはさほど多くないと思います。

私は効果的なBSC運用方法のポイントのひとつとして、改善したことを確認したときに確実に検証、見直しを行うことが大切だと考えています。特にこのケースのように今まで改善できていなかったが改善が確認にできた時に「できたことを認めて称え合う」と共に、「なぜできたのか」を考えることが重要だと思います。

今回のケースならば、一時的に意識できたためにできたのか、この時期がたまたま認知症の患者さんが少なかったためにできたのか、そもそも拘束器具が壊れていて拘束できなかったのか等、いろいろな理由が想定されるはずです。この理由を職員全員で考えることは、「今後も改善を継続していくためにどうしたらよいのか」という対策を検討することにつながります。たまたま意識できたのであれば、同じ方法では飽きてしまう可能性があるため、意識する方法を変えてみる等、検討の方向性が決まるためです。

改善を行うという目的を見失わないこと、そして改善行動を検証、見直す時期に気を付けることでこのような失敗ケースを回避する可能性が高くなります。運用方法を検討される際にこのような視点で考えられてはいかがでしょうか？

最後に、ご参考までにこのケース内に登場した最新NDB（ナショナルデータベース：レセプト情報の集計）から作成した分析データを紹介します（**図表4-3**）。認知症ケア加算における身体拘束の割合について目標値を掲げる参考にしていただけたら幸いです。

図表 4-3　2021 年度の認知症ケア加算における身体拘束割合（第 8 回 NDB より）

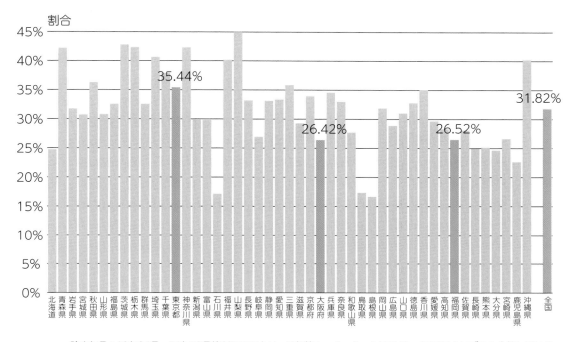

診療年月：R3年04月〜R4年03月第8回NDBより　※加算1・2・3、14日以内・15日以上いずれも合算している

➡ 3. それは本当にBSCの問題？それとも…「心理的安全性」？

▶▶ BSC の実行における心理的安全性の重要性

　3つのケースについて取り上げてきましたが、BSC が滞る問題は BSC そのものの問題ではなく、その組織における運用方法やその組織で働く職員の心の動きが影響する可能性が高いということについておわかりいただけたのではないでしょうか。つまり、最近医療機関（特に看護の分野）において組織活性化を行う上で大切とされるキーワード「心理的安全性」の課題に取り組むことが大切だと思います。

　心理的安全性（psychological safety）とは、ハーバード大学で組織行動学を研究するエイミー・エドモンドソン（Amy C. Edmondson）氏が最初に提唱したとする概念とされ、「対人関係においてリスクのある行動をしてもこの

チームでは安全である（自分の発言を拒絶したり罰しないと確信できる、人間関係の悪化を招くことがない状態）という、チームメンバーによって共有された考え」のことをいいます。2015年に米国Google社が「心理的安全性の高い組織はパフォーマンスが向上する」と発表してから、近年では、「心理的安全性」の概念が注目されてきました。

　先の３ケースともにモヤモヤした思いを抱く人が登場しましたが、心理的安全性が高い組織であれば、このモヤモヤした気持ちを表出することができ、よりよい組織を目指すための原動力になったはずです。

　心理的安全性についてここで語ると一冊の本になってしまうため、詳細は成書に譲り、ポイントのみをお伝えいたしますが、心理的安全性の忘れてはならない点は「心理的安全性の低い組織は環境要因によって作られることがあるが、心理的安全性の高い組織は自然に生まれない」ということです。つまり、リーダーを中心とした組織員の努力によって、心理的安全性の高い組織は成り立つということです。

▶ 4. 分からないことは「分からない」と言い合える組織の重要性

　忙しい日々の業務の中で不明点があっても、忙しそうにしている人に声を掛けることは精神的に負担となり、ためらってしまうという方は多いと思います。また、不明点があるかどうか分からないときに確認するために声を掛けることも同様に、なかなか難しいものです。

　仕事の場面で誰かに声を掛けるという行為は自分のタイミングで行うのではなく、相手の動きを観察した上で相手の動きを妨げず、相手の気持ちを害することのないようにと相手のことを考えて行うことがほとんどだと思います。しかし、特に医療という人の命を扱う場面で疑問が発生する場合、小さな疑問だと思っていたものが大きなアクシデントやそうならぬともインシデントに発展する可能性がゼロとはいえません。このように、小さなすれ違いが大きな問題となることを防ぐためにも心理的安全性の高い「分からないことは分からないと言い合える組織」であることはとても大切なことです。反対に言うと、沈黙の組織は「質問がない＝理解している」という訳ではないかもしれない、という視点が重要です。

　ご紹介したケース①では、看護部長からAさんに対して厳しい叱責があったため、Aさんが勇気をもって「私はこの病院のBSCについて教わったことはないため、何が問題なのかが分からない」と発言し、それを看護部長が受け取ることができていたら違う結果が得られていたかもしれません。

　ケース②では、経営企画室が出してきた目標値に対してBさんが、「目標値を示されたけど実際に達成することは目に見えて困難に思う」ということを発言できれば、経営企画室とBSC運用前にさらなる交渉の余地があったと思います。

　ケース③では、Cさんの病棟職員が「掲示物も唱和もあまり意味がなくなってきたと思う」ということをCさんに伝え、Cさんがそれを受け取ることができていれば、Cさんと病棟職員は形骸化してしまった問題に対して新しい改善方法を検討することができた可能性が高まったと思います。

　あまり深めていくときりがないため、ここまでで心理的安全性の高い組織作りに関する話を終わりにしますが、最後に、参考までに心理的安全性の高い組織を作るための指標の例を提示したいと思います（**図表 4-4**）。みなさまの組織づくりの参考になれば幸いです。

図表 4-4　エドモンドソン氏が提唱する心理的安全性を測定する7つの質問

①もしあなたがこのチームでミスをしたら非難されることが多い
②このチームメンバーは困難な課題も提起することができる
③このチームのメンバーは異質なものを受け入れないことがある
④このチームならリスクを取っても安心である
⑤このチームメンバーに対して助けは求めにくい
⑥このチームには私の成果を意図的に台無しにするような行動を取る人はいない
⑦このチームのメンバーと仕事をする中で私のスキルと才能は尊重され役に立っている

[全くその通り]から[全くその通りではない]の7段階評価で調査を行う

※ Edmondson, AC. Psychologicat Safety and Learning Behavior Work Teams. Administrative Science Quartely, 44(2),1999,350-83 を基に筆者作成

5.BSCを機能させる・進化させる組織作りを考えよう

　BSCが上手く機能しないという多くの場合、実はBSC自体が問題ではなくBSCをその組織でどのように機能させているか、という運用面で問題があるケースがほとんどです。機能しなくなると人以外のところに原因を探そうとしがちですが、BSCはあくまで道具なので使っている「人」が問題となる、ということです。

　BSCは個人でも組織でも用いることのできる経営マネジメント手法です。個人の場合の方が、多様な価値観が集まる組織で用いるよりも運用は簡単で単純です。つまり組織での運用は難易度が高いものなのです。

　先ほど、「心理的安全性」というキーワードをご紹介しました。心理的安全性の高い組織であることは、BSCを正しく機能させるのに大切な視点だと考えます。特に現代という競争の激しい時代にタイムリーな改善を行うためには欠かせない考え方です。BSCを立てる側も活用する現場側も全員が協働するために、声を上げられる組織は作られているでしょうか？

　ここまでさんざんBSCについて語っておいて何を言っているんだと思われるかもしれませんが、正しい目標管理、正しいBSCは存在しません。BSCとは、その組織にあわせて進化を遂げていくものだと考えています。現に、まったく同じ運用方法を行っている医療機関を2つと見たことはありません。「自分たちが行っていることが正しいかどうか」というご質問をいただくこともありますが、目標を立てて行動を行い、それが結果につながっているという一連の流れができているのであれば、私はそれがその医療機関の現在の正しいBSCなのだと思います。

＊

　BSCなどの目標を管理するツールは、時代により進化するものです。前年の方法を踏襲するだけではなく、本書を機会に今までのBSCの方法を、「この組織に合っているのか」という視点であらためて見直し、運用方法を進化させてみてはいかがでしょうか？　ぜひ、みなさまの医療機関で行う管理職者研修の1つに取り入れていただけたら、著者として冥利につきます。

第5章

実践例に見る看護部での活用法

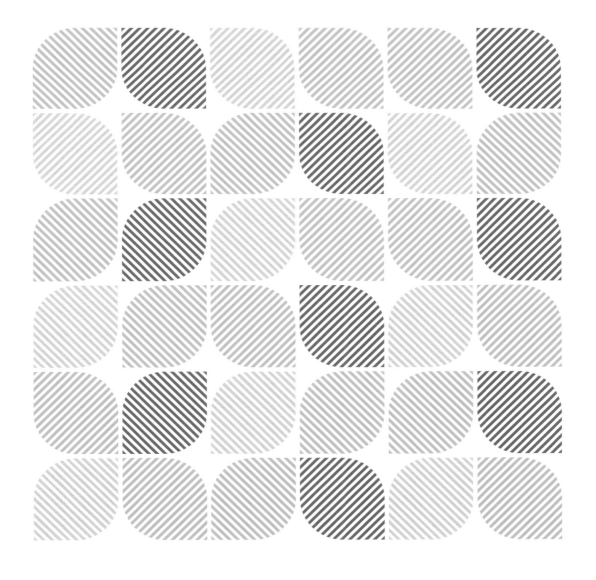

5 実践例に見る看護部での活用法
①日常業務にBSCを溶け込ませる

名古屋大学医学部附属病院　副病院長兼看護部長

藤井 晃子

　当院では2001年から目標管理を導入しており、スタッフ一人ひとりの目標と部署や看護部の目標とを連動させて個人と部署の目標達成を目指してきました。その後、2006年にBSCを看護部として導入しました。

　看護部管理室が看護部として目指す目標——目標とはあるべき姿と現状とのギャップという課題の解決であり、大小さまざまなものがあります。これらの目標に優先順位をつけて重要なものを5つほど掲げ、それを踏まえて各部署も同じように目標を2〜3個挙げてもらいます。看護部管理室が掲げる目標に対するスコアカードにてアクションプランも立てていますので、各部署でもアクションプランを実施する形となっています。

　なお、BSCに掲げる目標は看護部としての戦略目標であり、それとは別に日々の業務改善、人材育成などの日常業務の目標もあります。すなわち、戦略目標と日常業務の目標があり、この2つを動かしていくことになります。

　もうひとつ、私たちがBSCを作成する上で注意しているのが、顧客の同定です。患者さんやご家族は外部顧客、スタッフなどは内部顧客になります。人材育成は内部顧客対象になりますが、人を育てることで外部顧客へよいサービスを提供することになりますから、外部顧客にも影響を及ぼします。目標を立てる際には、顧客を明確にすることの重要性を実感しています。

1.ストーリーで共通の認識を持てるようにする

　こうした仕組みの背景にあるのが「ストーリー」です。ストーリーは、自施設のあるべき姿と現状や課題をスタッフにしっかりと押さえてもらうために、論理的に記述し、共通認識を持ってもらうために作成しているものです。

　例えば、当院のストーリーには、総数で8,000を超える日本の病院のなかの0.5%でしかない、全国で44病院しかない国立大学病院の役割（教育、診療、研究）に始まり、年齢別入院患者数など当院の患者さんの特徴などが整理され

ています。

　これは、総ページ数が18ページもあるので、ちょっとした小冊子なみのボリュームとなっています。作成の負担は決して小さいものではありませんが、スタッフの間の認識にズレがあっては同じ方向を向くのが難しくなりますし、部署や個人の目標もずれたものになりかねません。そのため、ストーリーの作成は労力を惜しまず、必要十分な情報を得られる内容のものを作っています。紙幅に限りがあるためすべてを紹介することはできませんが、扱っている内容がわかるように、見出しを一覧にして紹介します。

〈国立大学病院の特徴〉

1 当院の特徴
　1-1 患者の特徴
　　1-1-1 患者の年齢別
　1-2 診療の特徴
　1-3 看護職員の特徴
　1-4 看護管理者の特徴
　1-5 看護職員の退職率、新人定着率、育児短時間勤務制度取得状況
　1-6 経営指標

2 環境分析
　2-1 内部環境
　　2-1-1COVID-19と通常診療の両立
　　2-1-2 看護管理者の育成
　　2-1-3 持続可能な組織となるために
　　2-1-4 国立大学病院における新規褥瘡発生率について
　　2-1-5 専門看護師・認定看護師・看護師特定行為研修修了者の重
　　　　　点領域および育成状況

2-1-6 JCI 継続について

2-2 外部環境

2-2-1 国内の人口

2-2-2COVID-19 について

2-2-3 令和４年度診療報酬改定や経済面等について

2-2-4 近隣病院の状況

※上記のほか優先順位の高い問題としてピックアップした戦略目標と
それぞれの現状、背景の理由などを整理しています。

２. 組織目標の立て方

　組織のあるべき姿を明確にし、現状の姿と比較することでギャップ（問題）
を抽出することができます。解決すべき（取り組む）問題の優先順位を決め、
問題・課題を目標に置き換えます。自施設の現状や課題を整理したストーリー
を踏まえて、看護部管理室で優先順位が高いと判断した問題を５つの組織目標
とします。2022 年度の目標は以下のようなものでした。なお当看護部では目
標を５つとしていますが、重要性、緊急性、放置した場合の影響や自施設の看
護のキャパシティーに応じて変化するものです。

1. 行政機関（愛知県/名古屋市）の要請に応じた病床変更に速やかに対応します。
2. 褥瘡発生の低減を目指します。
3. 持続可能な組織になるために、現在の看護管理者の育成強化と未来の看護管理者育成をめざします。
4. 安全で質の高い看護を持続的に提供するために、看護職員のヘルシーワークプレイス(健康で安全な職場)を目指します。
5. タスクシェアをすすめ、看護助手による安全なケアを提供します。

　それぞれの組織目標は、なぜこれを目標に据えたのかという具体的理由を前述のストーリーで示すとともに、BSC の手法を用いてスタッフと共通認識を持つようにします。ベクトルを合わせ向かう方向を全員同じにするのはとても大切です。また、それぞれはどのような指標で評価するか示します。一つ具体例を示すと、以下のような具合です。

＜戦略ストーリー＞
1.　行政機関（愛知県/名古屋市）の要請に応じた病床変更に速やかに対応します。

　　当院で新型コロナウイルス感染症患者の受入れが開始となり３年目となる。昨年度はコロナ禍が１年間継続することを予測し、①診療の両立②集中治療室看護師の育成③COVID-19 患者担当看護師の負担軽減を目的とし、4W 病棟および EMICU へ一般病棟の看護師が短期異動するという COVID-19 リリーフ体制を４月から開始した。
　　当初の４Ｗや EMICU に病棟、外来、手術室からリリーフ看護師

を短期異動する体制から、コロナ患者数や患者の状態に合わせた SICU、EMICU 間の応援体制やコロナ患者減少期には 4W や EMICU から一般病棟や中央部門への応援体制といった、単にコロナ患者を看る部署への支援だけではなく看護部全体で応援しあう体制を作り、実施する事ができた。

　今年度は、昨年度の体制を一部変更し 4W 病棟は昨年度と同様に短期異動による COVID-19 リリーフ体制を継続し、拡大 EMICU はフェーズ 3（EMICU 及び GHCU ともにコロナ専用病床）かつパンデミック時（コロナ患者数が 13 名を超えた場合）には予定した部署より拡大 EMICU での COVID-19 リリーフ経験者や ICU 経験者を COVID-19 リリーフとして一定期間応援に派遣する体制をスタートさせた。

R4 年度　COVID-19 リリーフ体制と通常の応援体制

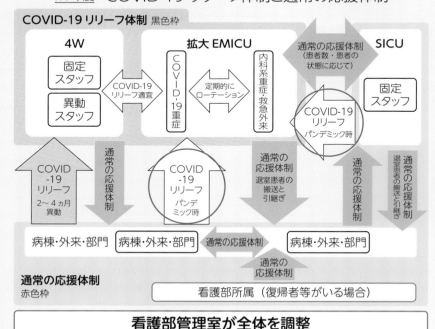

＜用語の定義＞
・通常の応援体制：スタッフの急な欠勤による必要看護要員の不
　足に対し、グループ間またはグループを超えて応援し合う体制
・COVID-19 リリーフ体制：通常の応援体制に加え、拡大
　EMICU へはパンデミック時に予定した 2 部署と SICU より必
　要期間、4 W 病棟へは数か月単位で予定月に短期異動する応援
　体制。

　昨年末オミクロン株の感染力の強さからフェーズ 4 移行への可能
性を考慮し、旧 EMICU 開設の準備を行ったが、幸いフェーズ 4 に
至る状況とはならなかった。現在の COVID-19 リリーフ体制は、
パンデミックを想定しフェーズ 4 にも対応できる体制として構築
したが、名大病院の診療フェーズ 4 に移行した経験は無い。また、
パンデミック時に速やかに予定した部署より EMICU へリリーフを
派遣する体制も初めての試みとなる。今後のコロナウイルス感染
症の状況は予測不能であり、変異株の性質によっては今回開始し
た体制の変更を迫られる場合を想定しておく必要がある。
　昨年度、フェーズ変更は概ね 7 日以内に完了できたが、内科系重
症患者の移動やコロナ病床への変換準備等のため、決定から完了
まで最高 20 日間を要した事もあった。今年度改定された名大病院
の「診療フェーズ変更の病床数（患者数）の基準」のフェーズ移行
準備に基づき、看護部の移行準備は 5 日以内で完遂させることを目
標として取り組む。
　名大病院の診療フェーズは、行政機関からのフェーズ（名大病院
のフェーズとは異なる）移行要請や県内の COVID-19 の感染状況

から、病院執行部メンバー等で構成される新型コロナウイルス感染症対策会議において決定され実行に移す。行政からの当院への要請は、主に感染管理、重症管理（ＥＣＭＯや人工呼吸器などの呼吸器不全症状）の必要な、拡大 EMICU に入室する重症患者が中心であるが、４Ｗ病棟にも開設当初想定していた、当院通院中や職員などの軽症患者だけではなく中等症Ⅱの患者の受け入れも要請されるようになった。こうした新型コロナ感染症患者の受け入れ要請や、当院でしかできない難治癌治療、移植医療、小児医療等を含む通常診療も継続し、社会から期待されている両診療のバランスを変化させ速やかに対応する必要がある。

【学習と成長の視点】ではCSFを「名大病院診療フェーズに合わせた看護体制の理解」とし、KPI を「診療フェーズ毎の看護体制についての周知率」

【内部プロセスの視点】では CSF を「決定された名大病院診療フェーズに合わせた看護体制の構築」とし、KPI を「決定された診療フェーズへの移行完遂率」

【顧客の視点】では CSF を「行政機関（愛知県／名古屋市）の要請への対応」とし、KPI を「行政（愛知県／名古屋市）により要請されたフェーズ移行期日の達成率」とする。

　　本来 BSC は戦略目標を４つの視点で捉えますが、上記を見ておわかりのように【財務の視点】が含まれていません。これは、病院の一部門である看護部だけで財務の視点を語ってよいのかという疑問と、私たちは非営利組織であるため、あえて強調していないというところもあります。一方で、日々のマネジメントをしっかりと行えばすべてのことは経営に結びついていくということはさまざまな場面で伝えるようにしています。

➡ 3.看護部の戦略マップとスコアカード

　昨年のものになりますが、実際の看護部の戦略マップ（**図表5-1-1**）と期末のスコアカード（**図表5-1-2**）を紹介します。スコアカードはすべてを紹介すると煩雑になるため、ここでは目標１のみを抜粋して掲載します。

図表 5-1-1 組織目標と戦略マップ

2022 年度　　看護部組織目標
1. 行政機関（愛知県／名古屋市）の要請に応じた病床変更に速やかに対応します
2. 褥瘡発生の低減を目指します
3. 持続可能な組織になるために、現在の看護管理者の育成強化と未来の看護管理者育成を目指します
4. 安全で質の高い看護を持続的に提供するために、看護職員のヘルシーワークプレイス（健康で安全な職場）を目指します
5. タスクシェアをすすめ、看護助手による安全なケアを提供します

■ 顧客の視点 / 受託者の視点

行政機関(愛知県/名古屋市)の要請への対応	褥瘡発生の減少	看護管理者の育成
・行政機関(愛知県/名古屋市)により要請されたフェーズ移行期日の達成率	・新規褥瘡発生率d2 以上 ・新規褥瘡発生率d1 ・MDRPU 発生件数	・看護管理者充足率

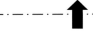

■ 内部プロセスの視点

決定された名大病院診療フェーズに合わせた看護体制の構築	褥瘡予防ケアの強化	看護管理者の育成に向けた教育強化
・決定された診療フェーズへの移行完遂率	・栄養士との協働率 ・MDRPU 予防の実施率 ・褥瘡予防ケア実施率	・看護管理者の育成に向けた計画実行率

■ 学習と成長の視点

名大病院診療フェーズに合わせた看護体制の理解	褥瘡予防ケアの知識の向上	看護管理者育成強化の必要性についての理解
・診療フェーズ毎の看護体制についての周知率	・褥瘡ケアの学習会動画受講率 ・リンクナース会での学習会開催数	・看護管理者育成の必要性の周知率

職務満足の向上	安全なタスクシェア業務の提供
・メンタルミモザ結果（総合健康リスク値）	・タスクシェア業務における3a以上のインシデント発生数

労働環境の改善への取り組み強化	タスクシェア移行プロセスの実施
・超過勤務時間が45時間以上/月のスタッフ数 ・部署における職場環境の改善計画実行率	・タスクシェア業務数

ヘルシーワークプレイスに関する知識の向上	看護助手とのタスクシェアに関する知識の向上
・ヘルシーワークプレイスに関するテスト合格率	・タスクシェアに関する学習会参加率

図表 5-1-2

看護部
BSC スコアカード
（目標 1 のみを抜粋）

視点	各視点の戦略目標	重要業績評価指標 KPI (Key Performance Indicator)	結果	達成率（%）
顧客の視点	診療フェーズに合わせた看護体制の構築	診療フェーズの遂行率	16/16 回 100%	100%
内部プロセスの視点	診療フェーズ移行時の看護体制の構築	COVID-19 診療（リリーフ体制）に関連した看護体制についての問題解決率	100%	100%
学習と成長の視点	診療フェーズ毎の看護体制の理解	診療フェーズ毎の看護体制についての周知	6 回	100%

責任者のアクションプラン
(現場のアクションを引き出すために、責任者が、いつ、何をするか)

フェーズ変更 (回数)	話し合い開始日 (月日)	決定日 (月日)	実行日 (月日)	決定から実行 (日数)	フェーズ 段階	事象
1	1.22	1.25	5.25	120	1	12 階統合
2	4.16	4.16	4.30	14	2	拡大 EMICU15 床コロナ専用に向け内科系重症患者を SICU へ移動
3	4.16	4.16	5.5	20	3	拡大 EMICU15 床コロナ専用、SICU 全重症患者
4	6.8	6.8	6.21	13	3	SICU20 → 22 床増床、拡大 EMICU は COVID-19 病床のまま
5	7.13	7.14	7.20	6	2	GHCU スペース 非コロナ受け入れ再開
6	8.15	8.17	8.18	1	3	GHCU スペース 非コロナ患者を SICU へ
7	8.20	8.20	8.23	3	3	SICU22 → 20 床へ減床し看護師を拡大 EMICU へ
8	8.27	8.27	9.01	5	3	拡大 EMICU15 床稼働へ
9	9.3	9.4	9.06	2	3	SICU18 床へ減床 SICU の看護師を拡大 EMICU へ応援 (N と O のみ)
10	9.13	9.21	9.27	6	3	SICU18 → 20 床へ SICU の看護師を拡大 EMICU へ応援を休止
11	9.29	9.29	10.04	5	2	GHCU スペースでの非コロナ内科重症患者の診療 (最大 6 床) を再開
12	10.14	10.14	10.18	4	1	GHCU スペースでの非コロナ内科系重症患者の診療 (最大 8 床) を再開
13	2.1	2.1	2.01	0	2	GHCU エリアの非コロナ患者を「最大 4」
14	2.4	2.4	2.04	0	3	拡大 EMICU コロナ専用、SICU 全重症患者
15	3.8	3.11	3.14	3	2	GHCU スペース 非コロナ受け入れ再開
16	3.28	3.28	3.29	1	1	EMICU スペース内で非コロナとコロナの両立

【まとめ】
　COVID-19 対応診療フェーズをもとに病床編成に合わせた看護師配置を実施し、コロナ患者の入院状況に合わせた看護師の応援体制を行った。また、想定されるフェーズ変更に備え、あらかじめ関連部署会議で看護師配置案を検討した。
　COVID-19 対応診療フェーズが上位へ移行することにより、通常診療の ICU 病床数が減少し、それにともない一般病棟で超重症患者の診療を行うなど、病院全体の患者重症度が高くなり、一般病棟で重症患者に対応できる看護師を育成する必要もあったことから、下半期の 10 月－12 月は重症系看護育成の教育フィールドを SICU へ変更した。さらに重症小児患者の看護を強化することから、拡大 EMICU と SICU のスタッフ間の連携も強化した。"
　コロナ軽症・中等症対応病棟の看護師数を 22 名から 28 名に増員し、夜勤勤務者数を 3 名から 4 名とした。増員した事で患者増加時は安全な看護が行えただけでなく、当該部署より個別ワクチン接種や入院前抗原検査に必要な人員を確保することもできた。コロナ患者数減少時は通常の応援体制を強化し、終日応援に出る体制を整えた。12 月から看護師 28 名から 22 名体制とし、コロナ入院患者数に合わせ COVID-19 リリーフ看護師を順に派遣元部署へ戻す体制を開始した。コロナ軽症・中等症対応病棟配置看護師は、日勤・夜勤ともに繁忙部署又は派遣元部署への応援、拡大 EMICU は重症系看護師の育成、他部署への応援で通常診療に貢献する体制とした。
　第 6 波が到来し 1 月 28 日、「愛知県における新たなレベル分類と病床のフェーズ」におけるフェーズ2への変更要請に合わせた患者受け入れの準備を行った。現在の COVID-19 リリーフ体制は、患者数の変化に対応しやすい。繁忙時は全看護師で、患者減少時は繁忙部署の応援や派遣元部署へ戻るなどフットワークよく配置し人材活用できる体制であるといえる。
　今年度は、診療フェーズに合わせ病棟閉鎖と拡大 EMICU・SICU の病床数の変更が行われた。こうした診療フェーズ変更に伴い、通常の応援体制および COVID-19 リリーフ体制の変更を行ない、両診療を継続している。
【Gap 分析】
①期日②実施項目③目標値④ KPI の選択は妥当 次年度も今年度同様に、4W 病棟は COVID-19 リリーフ看護師＋固定看護師での体制、EMICU は固定配属 ＋ICU 経験者によるリリーフ体制を計画している。

【まとめ】
　KPI について、診療フェーズが移行すれば、通常の応援体制および COVID-19 リリーフ体制の変更などが生じるため、中間報告後、診療フェーズ移行時の看護体制変更の周知回数、COVID-19 リリーフ体制計画の周知回数を1つにまとめた。
　前年度に引き続き、COVID-19 診療と通常診療を両立するために、診療フェーズ変更を行った。今年度は一般病棟の統合・閉鎖、それにともなう影響により病棟再編、拡大 EMICU と SICU の運用変更が繰り返された。その都度、2 回／月の看護師長会（緊急開催も含む）を活用し 現状における COVID-19 のフェーズについて報告、協力と理解を求めた。下半期からは、コロナ関連病棟看護師長より部署の現状についての報告も行った。当初、看護師長会だけでなく業務担当副看護師長会・教育担当副看護師長会でも周知を計画した。5 月には両副師長会でも周知・協力依頼を行ったが、月 1 回の副看護師長会では体制変更時期とタイムラグが生じるため、6 月以降は看護師長会と看護師一斉メールによる全看護スタッフへの送信・周知に変更した。
【Gap 分析】
①期日②実施項目③目標値④ KPI の選択は妥当

組織目標を達成するための道筋を、「学習と成長の視点」→「内部プロセスの視点」→「顧客の視点」の階層順で図式化して可視化しています。戦略マップがあることで、看護部として目指す目標、その実現のために何をしなくてはならないかということが共有しやすくなります。

　戦略マップ自体は、おおまかな道筋を示したものであるため、スコアカードで具体的なアクションプランを作成します。同時に、評価するための指標（KPI：重要業績評価指標）と数値を決めます。

▶▶ BSC を日常業務に溶け込ませる仕組み

　言うまでもないことですが、戦略マップもスコアカードも作っただけでは意味がありません。目標管理ではありがちですが、それらしい目標を立てて満足して終わってしまうということも珍しくありません。その点、BSC では道筋が示されますから、なにをすればいいかが明確です。ただし、いくらアクションプランが用意されていても実行しなければ画餅になってしまいますから、管理者が意識するだけでなく、個々のスタッフがアクションプランを実行していくことが大切です。

　各部署には、看護部が示した目標を踏まえて作成した目標とアクションプランがあります。部署にはさまざまな係活動があり、係の担当者は所属する部署の BSC に記されたアクションプランにしたがって行動するため、管理者でなくても、自然と日常の業務のなかで BSC を実行していくことになります。このようにスコアカードや戦略マップが常に身近にあるのが、当看護部の誇れるところだと思っています。

　なお、部署の中には教育係もあり、教育係は BSC を学び、目標達成のために必要な資料を作成したりといったこともしています。スタッフへの BSC の浸透を示した一例だと思います。

　また新人の看護師が、入職して最初のオリエンテーションで BSC ってなんだろうと理解できていなくても、○○という目標に達するために示されたアクションプランに従って行動することになるので、いわば、まず体で覚えていくようになるわけです。BSC をお飾りにしないためには、いかに日常の業務に溶け込ませるかという工夫が重要なのだと思います。

4. 外部講師を招聘しBSCを一から学ぶ

　今でこそ日々の業務のなかに自然にBSCが反映されるような形となっていますが、BSCは、導入すると決めればすぐにできるというものではありません。当看護部では、BSCを導入した2002年に外部講師を招聘しBSCをしっかりと学ぶところからスタートしました。

　当初は、学習のための時間を十分に確保し、土日にじっくりと腰を据えて座学研修を行ったりしました。BSCに付随して、組織とはなにか、目標管理とはなにかといった基本的な知識をあらためて学ぶことができ、また、ふだんの看護業務だけでは知ることができないような、外部顧客や内部顧客などの概念に触れることができたのも大きな意義のあることでした。

　講師の方から初めてBSCの研修を受けたのは、私がまだ副師長だった前々看護部長の時代でした。常に忙しい看護師はなにかというと「忙しいからできない」「人が足りないからできない」とできない理由をあげがちですが、それに対しては、ちゃんとシステムアプローチをすべきこと、仕組みを整えるということを叩き込まれました。人的資源も含め、ヒト・モノ・カネといった資源をいかに配分するかがマネジメントであるといったことは徹底して教え込まれました。

　現在では、看護師の育成計画に、目標管理とBSCを学ぶ組織マネジメントという研修が組み込まれています。この研修を受けないとラダーⅢレベルに達することができないため、副師長クラスは必ず学ぶようになっています。また、研修だけではなく、期首、期中、期末と年に3回、BSCの報告会（講師の方にも参加してもらい、二日間かけて行います）があります。期首では取り組む事柄の発表、期中は中間の時点での進展と計画通りに進んでいなければ、修正案の提示、期末は達成できたかどうかと次年度の取り組みについて報告します。この報告会の期中を、副看護師長に発表報告をしてもらうようにしています。当然、BSCを理解していないと発表はできませんから、自ら学んでいます。こういった仕組みもあり、副師長、師長クラスであればBSCは作れるようになってきています。

　BSCについての理解を深めるための仕組みについて、もう少し詳しく説明します。師長と副師長、それぞれのグループが8つあり、報告前には2種類の

グループで各部署の BSC に問題がないかを討議します。いわばグループダイナミクスを利用した BSC の教育です。師長と副師長はその結果をそれぞれ自分の部署に持ち帰り、そこでまたリーダーなども交えて検討をします。こうした重層的な仕組みはリーダーの育成につながるとともに、自然と BSC に親しんでいくことになります。

＊

　組織目標を BSC に落とし込む際の説明で述べたように、看護部の BSC には財務の視点が入っていません。先に説明したとおりですが、将来的には病院全体として BSC に取り組めたらと思っています。たとえば病床稼働率を上げるには、看護部と医師との連携協力が重要です。病院経営が大変になっている昨今、BSC を導入する意義は収支改善という意味でも大きいと考えます。スケールの大きい目標ではありますが、今後は病院全体を巻き込んでの BSC 作成にチャレンジしたいと願っています。

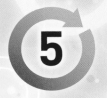

②患者さんの幸せという 最終的な目標への道筋が考えられるように

香川県立中央病院　副院長兼看護部長

丹羽 美裕紀

一年をかけてBSC導入の準備を行う

　当看護部で BSC を導入したのは 2006 年のことです。スタッフの目標管理自体は BSC 導入以前より行われていましたが、個人と看護部のビジョンや向かう方向を一致させるとともに、看護部という組織全体の成長も望めるスキームの必要性を感じ、なにかしらの方法を探していた当時の看護部長が、そのためのフレームワークとして導入したのが始まりです。

　きっかけは、看護部長がある講師の方の BSC に関する講義を聴き、「この人が必要だと」感じて協力を要請したと聞いています。2005 年から一年間の準備期間を経て、翌年に BSC を本格的に導入しました。

　冒頭でも少し触れましたが、当時の看護部長は BSC 導入の理由を次のように文書に書き残しています。「個人の能力の拡大や組織の目標との連動を中心に目標設定し活動してきたが、さらなる組織変革や組織目標の達成に向けて新たな活動をスタートさせる。ミッションやビジョンの共有化、組織のさらなる成果につながる戦略を実行していくため、BSC を導入する」。

　当時の記録を繙くと、準備期間では、まず 2005 年 3 月に管理者対象の研修会が行われ、こうした看護部主催の研修と並行して、師長・副師長・主任が参加する自主研修会が 8 回開催されています。このような研修を経て、各部署で戦略マップやスコアカードの作成ができるまでになったと書かれています。

BSC の運用方法

　当時、私は一スタッフでしたが、師長や副師長が土日に勉強会をする姿などを見て、何かが始まるんだという雰囲気を感じたのを鮮明に覚えています。

　現在は私が看護部長を務めていますが、BSC の運用自体は導入当初から大きく変わってはいません。当看護部での BSC 運用は以下のような形となっています。

①看護部長、副看護部長で看護部の戦略ストーリー・目標・スコアカードを作成し、公表する（**図表5-2-1、5-2-2**）

②看護部の戦略ストーリー・目標を踏まえて、各部署で師長・副師長などで戦略ストーリー・目標（**図表5-2-3**）を考える（目標は看護部が掲げるものと同じでも、部署オリジナルのものでもよい）

③各部署で戦略マップ（**図表5-2-4**）を作り、スコアカードを作成する

④初期・中期・後期の年3回、発表会という形で各部署のBSCを発表する

発表会には外部講師を招き、初期でのBSCを点検してもらい、中期ではきちんと運用できているかの評価を、後期で年度を通した評価をしてもらい、指導を受けていた

　なお、最近のCovid-19の流行もあり、現在は発表会を開催してません。代替としてZoomでの開催も試してみましたが、画面上ではコミュニケーションの情報が少なくなるためか、プレゼンもしにくくこちらも助言しにくいということで、私と副看護部長が各部署を訪れて、看護師長と副看護師長に直接ヒアリングする形式を取っています。怪我の功名とでも言えるかもしれませんが、発表会形式よりも意思の疎通が図りやすいという思いがけないメリットもありました。ただし、発表会は師長はもちろん副師長のプレゼンする力をつける場でもあると思っており、年度中に1回は発表会という場を持ちたいと考えています。今年度は後期の発表会は開催する方向で考えています。

図表 5-2-1 看護部の戦略ストーリー・目標（抜粋）

（――前略：昨年度の取り組みの振り返りと評価――）

令和 5 年度は、下記の看護部目標を掲げ活動に取り組む

目標 1. 南海トラフ大地震発生を想定し、タイムラインと現場の「今」をリンクさせた訓練を強化し、看護師の自信の向上を図る

令和 4 年度の取り組みで、災害についての基礎知識と初動から 8 時間以内の行動手順を、タイムラインとアクションカードに示すことができた。これらについては看護スタッフ〇〇〇名のうち 98％以上に周知することができており、シミュレーションに関しても、初動は 85.5％、発災から 1 時間は 74.9％、1 時間から 3 時間は 69.2％のスタッフが実施することができている。しかし、これまでの訓練では、「今」の部署の状況や、「今」の患者とリンクさせて考えることができていない。そのため、今災害が発生したら、自分のとるべき行動が自信をもってできると答える職員が、どの程度いるのかと考えると不安が残る。――（中略）――昨年度取り組んだ基礎知識と行動手順をベースに、「今」の部署の状況や「今」の患者とリンクさせながら、今災害が発生したら・・・と考える訓練を行うことで、物事を柔軟に対応できる能力を養うことができ、災害時に起きる想定外の事象が、想定内と捉えることで、災害時の対応の自信へと繋がると考える。政府の地震調査委員会は 2022 年 1 月、南海トラフ巨大地震の 40 年以内の発生確率を「90％程度」と発表しており、R5 年度は、南海トラフ大地震発生を想定し、「今」災害が発生したら「どうする　自分」を合言葉に、実行能力を高めるために、リアルタイム型シミュレーションなどバージョンアップした災害への取り組みを考えている。

――（後略）――

図表 5-2-2 看護部ＢＳＣスコアカード

目標1　南海トラフ大地震発生を想定し、タイムラインと現場の「今」をリンクさせた訓練を強化し、看護師の自信の向上を図る（顧客の視点以外は割愛している）

	各視点の戦略目標 （重要成功要因：CSF)	重要業績評価指標 (KPI)	現状値	目標値	責任者	責任者のアクションプラン（現場のアクションを引き出すために、責任者が、いつ、何をするか）	責任者が管理する現場で実行されるアクション
顧客の視点	大地震発災時の対応に関する看護師の自信の向上	南海トラフ大地震発生時の対応に関する看護師の自信度	―	3.5	○○	① 4月：南海トラフ大地震発生時の対応に関する自信度アンケートを作成し、バリテスに掲載する。 ② 4月・8月・1月：災害対策プロジェクトチーム会メンバー（以後プロジェクトメンバー）に、各部署スタッフへ自信度アンケート（バリテス）を実施するよう周知を依頼する。 ③ 5月・9月・1月：プロジェクトメンバーに部署スタッフのアンケートの実施状況を確認し、オーナーに報告するよう依頼する。 ④ 5月・9月・1月：自信度アンケートの結果を集計し、各部署毎の結果はプロジェクトメンバーに情報提供する。	① 4月・8月・1月：プロジェクトメンバーは各部署スタッフにバリテスに掲載している南海トラフ大地震発生時の対応に関する自信度アンケートを実施するよう周知する。 ② 5月・9月・1月：プロジェクトメンバーは部署スタッフ全員のアンケートの回答状況を確認し、オーナーに報告する。 ③ 5月・9月・1月：プロジェクトメンバーは部署スタッフの自信度の結果を部署に持ちかえり、フィードバックする。

図表 5-2-3 病棟の戦略ストーリーの例

2023（令和 5）年度　○○病棟 BSC 戦略ストーリー

×××× △△△（※）制作者名

1. 病棟概要

　当病棟は病床数○○床の△△病棟で消化器疾患に特化した病棟であるが、COVID-19 による病棟編成のため、呼吸器外科患者も受け入れている。外科手術入院が主であるため、私たちの使命としては周手術期を安心・安全に過ごせ、合併症を予防し早期に社会復帰ができるように支援することである。

—— （中略：病棟の患者層の分析、スタッフの概要、昨年度の取り組みと評価）——

4. 令和 5 年度の取り組み

目標 1. 病棟における災害発生時の訓練を強化し、看護師の対応能力の向上を図る
目標 2. 感染予防対策を強化し、安全な看護を提供する

目標 1. 病棟における災害発生時の訓練を強化し、看護師の対応能力の向上を図る

　この目標を達成するということは【顧客の視点】で「災害発生時の看護師の対応能力の向上」という戦略目標を達成することで示すことができる。この戦略目標を達成したということは KPI「災害時の対応能力の看護師の自信度」100％を達成することで示すことができる。

—— （後略）——

図表 5-2-4 病棟の戦略マップの例

目標. 感染予防対策を強化し、安全な看護を提供する

顧客の視点	安全な看護の提供		
	水平感染発生件数		

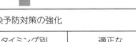

内部プロセスの視点	感染予防対策の強化		
	PPE の適正使用率	タイミング別手指衛生実施率	適正なガーゼ交換実施率

学習と成長の視点	感染予防対策の理解の向上	
	適正な手指衛生の理解	部署の特徴を踏まえた感染予防対策の理解

慣れない概念の咀嚼に苦労はしたが…

　かつての看護部長が協力をお願いした外部講師の方は――先述のとおり、ここ数年は Covid-19 の影響もあって発表会自体が開催できていませんが――毎回、発表会にお招きし、初期と中期で齟齬がないかなどを確認してもらっていました。よく指摘されるところでもあり、作成する私たち自身も苦労したのが、医師や薬剤師、検査技師などを内部顧客で捉えるという視点や、4つの視点の間の因果関係でした。

　特に各視点――財務の視点、顧客の視点、内部プロセスの視点、学習と成長の視点――の間の因果関係についてはかなりご指摘を受けました。たとえば新人教育を目標に据えるだけだと、新人教育を行うことで何をどうしたいのかと問われます。こうしたことを繰り返し、目標を立てる際の思考法についてもだいぶ鍛えられました。

　振り返って大きく変わったと感じるのが、私たち看護師の目線は内向きというか、自分たちの業務改善にばかり目が行ってしまうということです。そうではなく外への視点をも持つという点はだいぶ鍛えられました。患者や地域へケアというサービスを提供する仕事であるということを、再確認しました。業務改善というと、どうしても自分たちの働き方をどうするかという話になりがちですが、最終的な目標は患者の満足ということ。「患者さんがハッピーか？」という問いは、外部講師の方からよく問いかけられました。何がゴールということが明確になったことで、そこへの道筋をいろいろと考えられるようになったと思います。

　もうひとつ苦労した点を挙げると、数値化というところはだいぶ骨が折れました。BSC では、KPI（重要業績評価指標）や CSF（主要成功要因）という指標によって目標管理を行いますが、私たちのやりたい看護を、どう数値化して目標値を決めるかというところはとても難航しました。製造業のようにモノを作って売るという業態であれば、生産量や売上げという数字での目標値が立てやすいのでしょうが、単純な数値化がなじまないだけに、適切な指標にたどり着くまでは紆余曲折がありました。

▶ BSC は看護部の大きな財産

導入から定着までは、上記のようにこれまでになかった視点や新しい概念を咀嚼し身につける苦労はありましたが、仕組みとして BSC が定着したことによりさまざまなメリットを感じています。

たとえば、ある部署でこんなところを改善したいと考えたとします。改善に向けて動くには、上司の許可を得たり、関係部署に根回しをするなど、さまざまなところにアプローチをする必要が生じます。また、スタッフに対しても改善の必要性を理解してもらい、納得して動いてもらわなければなりません。通常業務以外にこうしたことを行わなければならないわけですから、その負担は決して小さなものではありません。

一方、BSC という仕組みができていれば、改善したいと思ったことを部署の BSC に目標として入れ込めば、なかば自動的に周囲に対して発信することが可能です。スタッフにしても、BSC はアクションプランもあるわけですから、それに従って行動することになります。要するに、BSC という仕組みを使うことで、なぜそれを目標に掲げたのかということが理解されるとともに、改善や改革の筋道も立つわけです。

これは長年、BSC の運用を続け、組織に根付かせた看護部の大きな財産だと思っています。また、それぞれの目標に対して責任者を決めることで達成に向けて主体的に動いてくれます。スタッフレベルで BSC が根付いているからこそ、できることです。

▶ アクションプランは誰が読んでも理解できるよう、丁寧かつ詳細な言葉に落とし込む

当看護部を長年指導していただいた外部講師の方が繰り返し強調していたのが、「アクションプランは看護師一年生が読んでも 10 年選手が読んでも同じように理解できる言葉を用いて、丁寧に詳細に記しなさい」ということです。すなわち、この BSC に記されたアクションプランのとおりに動けば、この目標が達成できる、そこまでかみ砕いたものを作成するという意味です。作成する側の負担は、決して小さいものではありませんが、しっかりしたアクションプランができさえすれば、何をすればよいかが明確になります（**図表 5-2-2 参照**）。

世代交代による意識のギャップをどう埋めるか

　ほぼ当然の仕組みとして当看護部に根付いている BSC ですが、まったく課題がないわけではありません。もちろんメリットのほうが大きく、管理者もスタッフもきちんと取り組んでくれていてありがたいと感じますが、BSC に対する意識の持ち方は、看護師の年代によってどうしても差が出てきてしまいます。

　時間と労力をかけて外部講師の方と勉強し導入した、いわば BSC 第一世代はほぼ退職をされていて、勉強会をかろうじて覚えてはいるが発表会以外での直接の指導を受けてない私たち第二世代が、現在中心となって BSC を運用しています。

　第一世代は導入まで一年間かけて勉強会を行い、また、BSC 作成を標準化するために 20 ページを超える作成ガイドまで作られました（**図表 5-2-5**）。自分たちが作られたものですから、それに対する思いや熱量は大きなものがあります。私たち第二世代は、そうした上司・先輩方に指導をされながら一緒に BSC を作ってきたので、自然と思いを引き継いでいるという側面もあります。

　一方、私たちの下の、いわば第三世代は入職したときから BSC が当たり前にあったため、特別な思い入れは少ないと思います。業務のひとつとして行うわけです。また、Covid-19 の影響もあって新たな業務に取り組んでいく中で、時間的にも労力的にも戦略ストーリーを練る時間が十分取れない現状があります。実際、BSC を作るのはなかなかの負担ですので、できるだけ労力を軽減したいという気持ちはまったく理解できないわけではありませんが、その重要性を鑑みれば手を抜けるものではないと思っています。

　大事なことは、BSC を作成することが目的になってはいけないということです。我々の目的は、BSC というツールを使って、組織のミッションを達成するために、全体最適な方法を考え、示すことです。BSC を活用する意義自体は揺るぎないものですが、仕組みとしての枠組みは時間が経つなかでどうしてもゆるんでくるところがあるため、適宜、原点に返るよう導いていくことが、BSC をより効果的に運用していくための管理者としての役目だと考えています。

図表 5-2-5 手作りの BSC 作成ガイド（抜粋）

・BSC とは

　バランスト・スコアカード（Balanced Scorecard：BSC）は、1990 年初頭にハーバード・ビジネススクールのロバート S・キャプラン教授とコンサルタントのデビット P・ノートンにより提唱された企業経営マネジメントシステムである。組織の戦略立案やこれを活用した「事業計画」の作成を容易にするための最適なツールであり、ＢＳＣは、財務・顧客・内部プロセス・学習と成長の４つの視点で、組織のミッション（使命・理念）・ビジョン（将来像）・ストラテジー（戦略）を全職員に正確に伝え、組織を目標に向かって一丸とするための仕組みである。

　なお、その考え方は常に更新され、現在は最終段階の視点に受託者の視点、社会的責任の視点が追加されているが、考え方の基本として従来どおり４つの視点と表記する。

２．BSC とその評価を共有する意義

　BSC を導入することにより PDCA サイクルが可視化され、以下のことが実現できる。

① 看護部全体・各看護ユニット・委員会の戦略及び目標到達度を容易に理解できる。

② 看護の専門性・特殊性に縛られず、各組織のマネジメントを比較検討することができる。

③ 情報共有とコミュニケーションの向上により、「学習する組織」を創り出すことができる。

３．ＢＳＣの期待できる成果

組織の新しい方向性

戦略の実行

計画的戦略　創造的戦略

ルーチン業務

ルーチン業務は全体の90〜95%

仕事の質に対する "誇り" と "責任感"

スタッフ一人一人が組織のミッションを共有する

【戦略的マネジメントのプロセス】

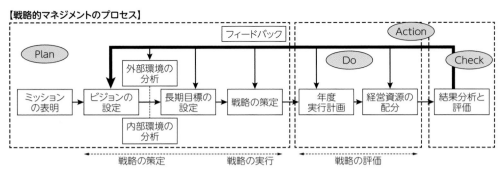

BSC とは何か、どう作成するかを解説した 20 ページを超える作成ガイド

Column
現役看護部長から見たBSCの落とし穴

　数値目標を達成するという性質上、BSCは作ってしまえば"それらしく見えてしまう"。20年近くBSCを運用してきたある病院の看護部部長に、BSCの落とし穴を語ってもらった。

＊

　当看護部がBSCを導入したのは2000年代初頭ですから、前看護部長の時代からBSCを20年近く続けてきたことになります。誤解のないよう冒頭に述べておきますと、BSC自体は優れたフレームワークだと思います。ただ、医療や看護の目標管理制度と安易に連動させてしまうと、問題が生じるように思います。ここでは、私が看護部長として感じたBSCを運用する上での難しさを記していきます。

ミッションの共有、評価の可視化のために導入

　先に述べたように看護部にBSCを導入したのは先代の看護部長でした。その背景にあったのが、目標管理の運用を整理したいという思いでした。というのも、目標管理は導入されており、病院の目標、看護部の目標、各部署の目標は立てられていたものの、課題や計画はそれぞれの部門や部署でばらばらの書式で管理・計画され、また作成ソフトもエクセルだったりワードだったりと、お世辞にも統一されているとは言えない状況でした。

　このばらばらで運用されている目標管理の状況を整理する手段として、BSCが採用されたわけです。当時は目標という表現でしたが、まずミッションの共有、そして評価を可視化しようというのが大きな目的でした。

　BSCの導入が始まったとき、私は病棟師長を務めていました。導入に際しては勉強会が行われ、いわゆる4つの視点の「財務の視点」に苦労したことを覚えています。「学習と成長の視点」などは、これまでも人材育成は行ってきたことですので戦略のアイデアはいろいろと出すことができましたが、財務の視点が出てこないことに、これまで経営的な視点が自分のなかに抜けていたことが実感できました。

　もうひとつ苦労したのが、評価の数値化です。目標に掲げた看護業務を何%達成できたのかと表すのも、自分の考えるケアというものとなじまず戸惑いを

覚えました。試行錯誤を重ねながら続けるうちに、その効果を少しずつ実感していったという感じです。

BSC の運用方法

　BSC の運用方法自体は、現在でも導入当時と大きな変化はありません。戦略マップを作り、KPI を設定し、アクションプランを作成するというベーシックな方法です。まず最初に病院としての目標があり、それに基づいて看護部の目標が立てられます。看護部の BSC は各部署に配付され、そこからさらにそれぞれの部署で BSC が作成されます。

　以前は、看護補助者も含めてスタッフの個人目標をすべて BSC で行っていましたが、人事評価制度を導入することになり、個人の目標はその制度のなかで立案するようになったため、現在は BSC による個人目標の作成はされていません。ただ、看護部内での各種委員会などでは BSC を用いています。

　これは、看護師も経営参画をしているという意識を持つためにも重要だと考えています。私たち看護師は、患者さんのこと、あるいは人材育成、業務改善といった視点での目標を立案することには慣れていますが、どうしても経営の視点は意識しないと抜けてしまいがちです。この点は BSC を導入したことで意識が変わってきたと感じています。財務の視点を個人の目標に落とし込んだとき、例えば「時間外を減らす」「医療材料の請求を無駄なく行う」といった具合に、なにかしら経営とかかわる部分はあるので、この点をしっかりと財務の視点で捉えることができるようになってきました。従来であれば業務改善に含めていたようなものも、財務の視点で考えることができます。スタッフの立場であっても、病院の経営に参画しているという意識が根付いてきました。

個別性のある BSC 作成には組織分析が必要

　ここまで BSC のメリットを挙げてきました。実際によい効果が生まれていますが、長年続けてきたなかで感じるようになったのが個別性の不足です。

　これは BSC 自体の欠点というよりも、運用方法によるものだと考えています。まず看護部の BSC が先にあり、それを踏まえて各部署で BSC を作成するため、異なる部署なのに掲げる目標や課題が似通ってしまうケースが目立つようになってきました。

この理由はなんだろうと考えたとき、その理由として浮かんだのが組織分析の不足です。

　戦略を立てるには組織分析が必要ですが、この点は当看護部があまり力を入れてこなかったところでした。厳密に言えば、SWOT分析やGAP分析など、組織分析の手法を学ぶ研修の場は設けていましたが、そこで得た組織分析の結果をBSCに活かされていなかったということです。本来、結びつけて考えるべきものが、有機的に結びつけられていなかったわけです。まず、組織分析をしっかりと行い、それを踏まえてBSCを作成しないと、あまり意義がないものになってしまうと感じています。残念ながら、看護部の戦略目標を見て、あまり考えることなく安易に部署の目標もそちらにあわせてしまうということも生じています。一見、きれいにBSCが作られているようですが、実効的な内容となっていないわけです。

　もうひとつ、数値目標を設定して達成を目指すということが形骸化していないかということも危惧の念を抱いたところです。数字で評価するため可視化しやすいメリットがありますが、肝心の何を目標とするのか、達成率をどう導きだすのかというところが漫然となりがちな傾向がありました。たとえば、前年の達成率が70%であれば、達成できなかったので今年も同じ数値目標にするといった具合です。あるいは、看護の質を上げるという目標があったとして、そのための目標値を学習会を毎月行うと設定すると、年に12回学習会をすれば達成率100%としてしまったり。これでは、本当に質が上がったかは測れません。

　組織も組織を取り巻く環境も常に変化するものですから、課題もメンバーもなにかしら変わっている部分があるはずです。そうした点を考慮せず、前年とまったく同じということは思考停止でしかありません。単純すぎる目標値も同様です。おそらくこれも、きちんと組織分析がなされないままに目標を立ててしまった弊害なのだと思います。

管理者の育成としっかり評価をできる時間を確保する

　どうやって実効性のあるBSCを作れるようにするか――。ひとつは看護管理者の育成が重要だと考えています。幸か不幸か、当看護部の管理者は認定看護管理者教育課程のセカンドレベルを終了した者が数名しかいません。まず、

認定看護管理者養成課程の受講者を増やしていく予定です。院内研修会により、BSCの手法自体は身についていますので、組織分析の力をつけてくれることを期待しています。

　もうひとつは、看護部のBSCを、いわば教材とすることです。具体的には、今年度のBSCの評価をしっかりと行い、その評価を元に組織分析を行って次年度のBSCを提示する——このプロセスを示すことで、組織分析の重要性が理解されるのではないかと考えています。

　看護部として手本を示す形は次年度から行う予定ですが、これまでBSCの評価は2月に行い、3月末には新しいBSCを提示していました。これではおそらく十分な評価ができないと思われるため、新しいBSCの提示は5月に入ってからでも十分と考えています。そこの時間をじっくりと評価にあて、組織分析というものをしっかり考える機会を作るのが狙いです。

　ただ、これだけ時間をかける必要があるのは組織分析が根付くまでだと思います。組織分析がしっかりとできていれば評価軸も明確になるため、むしろ今までよりも短時間で評価ができるようになるのではと期待しています。

　人材を育て、評価に時間をかけてと、一見遠回りのように見えるかもしれませんが、組織分析の力がつくことで当看護部のBSCの価値とそれがもたらす効果は、現在よりも大きなものとして返ってくると信じています。

索 引

著者プロフィール

上村 久子（うえむら ひさこ）
株式会社メディフローラ代表取締役

東京医科歯科大学にて看護師・保健師免許取得後、看護師実務の傍ら慶應義塾大学大学院にて企業人事・組織論を勉強。大学院卒業後、医療系コンサルティング会社にて急性期病院を対象とした経営改善に従事。 現在は病院経営アドバイザーとして、医療機関所有データ（看護必要度データ、DPC データ等）を用いた病院経営に関するアドバイスやデータ分析研修会、診療報酬勉強会、組織活性化研修等の人材育成の研修・教育サービスを提供中。
専門は、院内データを活用した病院経営、看護マネジメント、人材育成。自らの臨床経験とデータ分析能力を活かし、大学病院からケアミックス病院まで病院規模や病院機能を問わず幅広く活動している。
■有資格：
看護師、保健師、心理相談員、政策・メディア研究科修士号
日本経営開発協会 / 関西経営管理協会登録講師
■メディア実績：
『プチナース』『エキスパートナース』（共に照林社）、『主任看護師 Style』『ナースマネジャー』『真・介護キャリア』（共に日総研出版）、『看護のチカラ』（産労総合研究所）、『フェイズ・スリー』（日本医療企画）等をはじめとする雑誌執筆・連載の他、さまざまな大学・企業等で講演実績多数。著書に、『看護管理者のための診療報酬の読み方・活かし方』（メディカ出版）など。

●読者のみなさまへ●

このたびは、本増刊をご購読いただき、誠にありがとうございました。ナーシングビジネス編集室では、今後も皆さまのお役に立つ増刊の刊行を目指してまいります。つきましては、本書に関するご感想・ご提案などがございましたら当編集室（nbusiness@medica.co.jp）までお寄せくださいますよう、お願い申し上げます。

Nursing
BUSiNESS チームケア時代を拓く看護マネジメント力UPマガジン
2023年秋季増刊（通巻244号）

見よう見まね・我流から脱却する！
看護管理者のためのBSC活用術

2023 年 11 月 10 日発行

定価（本体 2,800 円＋税）

ISBN978-4-8404-8085-7
乱丁・落丁がありましたらお取り替えいたします。
無断転載を禁ず。

Printed and bound in Japan

編著　　上村 久子
発行人　長谷川 翔
編集担当　猪俣久人／稲垣賀恵／野口晴美
本文デザイン・DTP　株式会社イオック
表紙デザイン　株式会社イオック

発行所　　株式会社メディカ出版
　　　　　〒532-8588 大阪市淀川区宮原 3-4-30
　　　　　ニッセイ新大阪ビル 16F
　　　　　編集　TEL 03-5777-2288
　　　　　お客様センター　TEL 0120-276-115
広告窓口／総広告代理店　株式会社メディカ・アド
　　　　　TEL 03-5776-1853

URL https://www.medica.co.jp
E-mail nbusiness@medica.co.jp
印刷製本　日経印刷株式会社